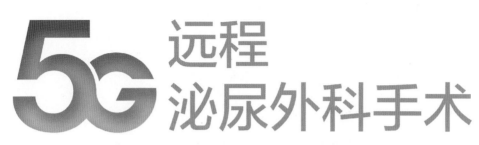

5G 远程泌尿外科手术

5G Urologic Telesurgery

名誉主编　孙　光

主　　编　牛海涛　牛远杰

副 主 编　李建民　王炳强　杨学成

编写秘书　谢　飞　朱　婕

人民卫生出版社

·北京·

图书在版编目（CIP）数据

5G 远程泌尿外科手术/牛海涛，牛远杰主编. —北京：人民卫生出版社，2022.1

ISBN 978-7-117-32569-1

Ⅰ.①5… Ⅱ.①牛…②牛… Ⅲ.①泌尿系统外科手术-远程医学 Ⅳ.①R699

中国版本图书馆 CIP 数据核字（2021）第 269232 号

| 人卫智网 | www.ipmph.com | 医学教育、学术、考试、健康，购书智慧智能综合服务平台 |
| 人卫官网 | www.pmph.com | 人卫官方资讯发布平台 |

5G 远程泌尿外科手术

5G Yuancheng Miniao Waike Shoushu

主　　编：牛海涛　牛远杰
出版发行：人民卫生出版社（中继线 010-59780011）
地　　址：北京市朝阳区潘家园南里 19 号
邮　　编：100021
E - mail：pmph @ pmph. com
购书热线：010-59787592　010-59787584　010-65264830
印　　刷：人卫印务（北京）有限公司
经　　销：新华书店
开　　本：787×1092　1/16　印张：12
字　　数：209 千字
版　　次：2022 年 1 月第 1 版
印　　次：2022 年 2 月第 1 次印刷
标准书号：ISBN 978-7-117-32569-1
定　　价：128.00 元

打击盗版举报电话：010-59787491　E - mail：WQ @ pmph. com
质量问题联系电话：010-59787234　E - mail：zhiliang @ pmph. com

编　者（以姓氏笔画为序）

丁雪梅（青岛大学附属医院）

于宗一（青岛大学附属医院）

王永华（青岛大学附属医院）

王炳强（青岛大学附属医院）

牛远杰（天津医科大学第二医院）

牛海涛（青岛大学附属医院）

孔　康（天津大学）

田立启（青岛大学附属医院）

付军桦（青岛大学附属医院）

冯　伟（青岛大学附属医院）

朱　婕（青岛大学附属医院）

刘淑红（青岛大学附属医院）

牟保英（青岛大学附属医院）

苏　赫（天津大学）

苏赛男（青岛大学附属医院）

李江峰（青岛大学附属医院）

李林林（青岛大学附属医院）

李建民（天津大学）

杨学成（青岛大学附属医院）

辛海燕（青岛大学附属医院）

张　昕（中国移动通信集团）

张玉石（中国医学科学院北京协和医院）

张铭鑫（青岛大学附属医院）

陈永健（海信医疗设备研发部）

郑　岩（青岛大学附属医院）

赵　炜（上海交通大学附属第一人民医院）

骆　磊（青岛大学附属医院）

高雪松（海信数字多媒体技术国家重点实验室）

焦　伟（青岛大学附属医院）

谢　飞（青岛大学附属医院）

魏　宾（青岛大学附属医院）

魏丽丽（青岛大学附属医院）

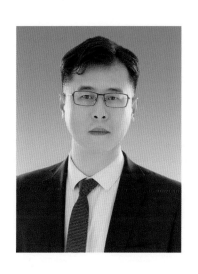

牛海涛，医学博士、教授、主任医师，天津大学机械工程学、青岛大学外科学博士研究生导师。现任青岛大学第一临床医学院党委副书记、院长，青岛大学附属医院泌尿外科主任，青岛市泌尿系统疾病重点实验室主任。全国抗击新冠肺炎疫情先进个人，山东省泰山学者青年专家，青岛市享受政府特殊津贴人员，青岛市拔尖人才。兼任中华医学会泌尿外科学分会青年委员会委员、机器人学组委员，中国医学装备协会泌尿外科分会常务委员，中国医师协会泌尿外科医师分会委员，中国中西医结合泌尿外科学会委员，中国抗癌协会临床肿瘤学协作专业委员会尿路上皮癌委员会常委，山东省医学会泌尿外科学分会副主任委员。主持 5 项国家自然科学基金，其他省部级科研课题多项。荣获山东省科学技术进步奖二等奖 1 项、三等奖 2 项，其他厅市级奖项多项。近 5 年来发表高水平论文 40 余篇，获国家发明专利 10 余项。培育博士研究生 18 人，硕士研究生 31 人。

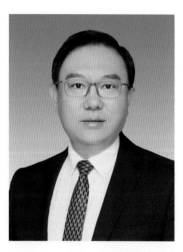

主编简介

牛远杰,1968 年出生。医学博士,毕业于天津医科大学,留学美国罗彻斯特大学做博士后研究。教授,主任医师,博士研究生导师,享受国务院政府特殊津贴专家,国家"万人计划"领军人才,国家卫生计生突出贡献中青年专家,国家科技部中青年科技创新领军人才,天津市优秀共产党员,天津市劳动模范,天津名医,杰出津门学者,天津市特聘教授。

现任天津医科大学第二医院院长,天津市泌尿外科研究所所长,天津市泌尿外科基础医学重点实验室主任,国家重点学科学术带头人。

中华医学会泌尿外科学分会第十二届常务委员,中华医学会泌尿外科学分会基础研究学组组长,中国中西医结合学会理事,中国中西医结合学会泌尿外科专业委员会副主任委员,天津市中西医结合学会泌尿外科专业委员会主任委员,天津市医学会泌尿外科学分会副主任委员,中国医促会泌尿生殖分会副主任委员,中国医师协会泌尿外科医师分会常务委员,中国医药教育协会泌尿外科专业委员会副主任委员,中国抗癌协会泌尿男生殖系肿瘤专业委员会委员,东亚腔道泌尿外科学会执行委员,*Asian Journal of Urology* 编委,《中华泌尿外科杂志》编委。

主要从事前列腺癌的基础与临床研究工作,建立了国内首家以"性激素与疾病"为研究方向的国际合作实验室,通过与美国、丹麦、瑞典、韩国和沙特的国际间协作,建立了标准化的转基因动物实验平台、PDX 动物平台、蛋白组学研究平台和实验药物研发平台。先后承担国家级及省部级课题 22 项,包括国家重大研究计划"973"项目、国家国际科技合作专项、国家自然科学基金面上项目等。获国家科技进步奖一、二等奖各 1 项,天津市科技进步奖二等奖 3 项,天津市自然科学二等奖 1 项。获得国家发明专利 3 项。发表 SCI 论文 140 余篇,其中第一/通讯作者论文 100 余篇,最高 IF79。主编、参编中英文专著 10 余部。8 项临床新技术获评为"天津市卫生系统引进应用新技术填补空白项目"。培育博士研究生 33 人,硕士研究生 64 人。

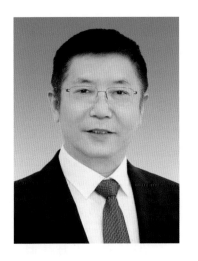

远程医疗作为近年来热度极高的新兴科学之一,融合了医学、通信、工程、信息等领域,对推动我国医疗卫生事业的发展具有重要的战略意义。21世纪以来,远程医疗以其较高的可及性、成本效益、质量和效率等优势逐渐普及全球,医患双方无论身处何处,都能借助远程医疗更直接、更快捷地进行交流。5G时代的到来,将远程医疗推动到更深的发展层次,也使远程外科手术成为领域内的研究热点。通信水平是以往制约远程手术发展最重要的一环,以5G为代表的新一代通信技术的发展使信息传输更加快速、稳定,远程操作的即时性及精确性得到进一步提高,有望使远程手术成为常态化的外科治疗模式。

2001年,世界上第一台真正的远程外科手术,著名的"Charles Lindbergh手术"被报道,还在求学阶段的牛海涛教授深受启发,开始表现出对远程手术的浓厚兴趣。工作后他便开始与通信、工程等领域的专家交流,讨论相关技术的可行性,并完成了一定数量的动物实验。2019年新型冠状病毒肺炎(新冠肺炎)疫情暴发,牛海涛教授临危受命,带队支援武汉同济医院光谷院区,与当地医护人员一道,同舟共济,为武汉抗疫贡献出自己的力量。在抗疫一线,他再次体会到,远程手术等远程医疗模式可以在一定程度上打破空间限制,在疫情等特殊条件下为医疗行业带来巨大革新。武汉归来后,结合自己的泌尿外科专业开始探索远程手术在当今社会背景及技术背景下临床应用的有效性及安全性,完成了目前最大样本量的远程手术队列。从技术讨论、动物实验到临床试验,牛海涛教授无疑走在了我国乃至世界远程手术领域前列。这本《5G远程泌尿外科手术》也是他多年来在泌尿外科远程手术领域耐心探索的成果结晶。

　　此书虽以泌尿外科手术为例，但其中关于远程手术的许多思考及实践却是远程外科手术所共通的，现将此书推荐给泌尿外科同道，也希望此书可以为广大外科领域的同仁提供一些借鉴与参考。由衷地祝贺《5G 远程泌尿外科手术》的出版，也期待着牛海涛教授在远程手术领域再创佳绩，为我国远程手术事业的发展做出更大的贡献。

中国科学院院士　张旭

2021 年 12 月 7 日

前　言

21 世纪以来,伴随着远程通信技术及手术机器人的发展,远程手术理念作为远程医疗中的"皇冠明珠"越来越受到重视。近十几年来,国内外学者争相在远程手术领域探索创新,从初期的近距离简易动物实验,逐步过渡到远距离复杂临床手术,内容涉及外科领域的多个专科,但发展缓慢,并未取得突破性进展。

国内远程手术的研究起步虽落后于欧美国家,但 5G 网络技术的支持为中国远程手术的开展提供了弯道超车的机遇。基于此背景,牛海涛教授团队在前期动物实验的基础上,开展了大样本、多中心远程机器人辅助泌尿外科手术研究项目,截至目前已完成肾根治性切除、膀胱根治性切除、肾上腺肿瘤切除等远程手术 50 余例。5G 远程手术的成功实施初步证实了远程手术的安全性和可行性,让我们对远程手术中的各个环节有了更深刻的认识。据此,牛海涛教授团队参阅国内外文献资料,并结合实际手术中积累的经验,编著了《5G 远程泌尿外科手术》一书,为推动我国远程手术的发展略尽绵薄之力。

本书内容共分 12 章。首先,编者综述了远程手术的发展史及现状,然后详细论述了远程手术的原理及网络安全保障,接着以围手术期为主线,从麻醉科医师、护理人员、手术医师的不同角度全方位多维度展示了远程手术全貌,并对远程手术在医院的运行模式及未来的发展方向进行了展望。本书将为拟开展远程手术的医院及医护人员提供具有较高参考价值和可操作性的实践规范,努力缩小因配套设施不全和专业人员技术参差造成的诊治水平差异,切实保证远程手术的安全性。

远程手术技术优势明显,应用对象明确,拥有巨大的发展潜力,必将成为传统医疗服务的补充及延伸。无论是大型区域性医疗中心还是基层医院,目前多数已具备了提供远程医疗服务的硬件设施配备和软件技术要求。远程医疗正在成为传输优势医疗资源、覆盖基层医疗服务的关键步骤。远程手术不仅仅是医疗实践的拓展和升级,更应发展成为一个能够推动医学、通信技术、机械制造等产业链发展的交叉学科。在推动远程手术发展的不断实践中,通过培养专科医护人员掌握远程医疗服务模式,发挥互联网和远程通信技术优势,结合临床诊疗实践和成熟经验,最终形成具有中国特色的"远程医疗学"。

编写过程中各位编者不辞辛苦,认真负责地按期完成撰写任务。部分章节经过多次修改、校对,体现了严谨求实的科学精神。作为本书主编的老师,我十分欣慰并感谢各位编者为此书的付梓作出了巨大努力及贡献。牛海涛教授自 2020 年武汉抗疫期间即利用业余时间规划、设计、整理该书,可歌可泣。

因医学技术更新甚快及编者的学术水平与经验有限,此书难免有不足之处。值本书出版之际,恳切希望广大读者在阅读过程中不吝赐教,对我们的工作予以批评指正,也希望此书能为广大读者提供切实的帮助。

孙光

2021 年 10 月 10 日

目　录

视频资源目录

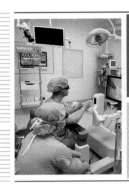

第一章

远程手术发展历史及现状

远程手术是指医师与患者位于相距较远的地理位置,医师借助手术机器人、网络技术及虚拟现实等技术为患者开展手术的新兴外科医疗模式。其中医师所在的操作中心被称为手术端,患者所在手术室被称为患者端。远程手术的想法最早在战争时期被提出,其目的是给前方医院创伤患者提供快速、高质量的手术治疗。但受到当时机器人、网络等技术的限制,该想法被提出后研究进度缓慢。现代医疗资源分配不均衡、特殊地区资源分配受限导致很多患者失去最佳的手术机会,因而现代社会对远程手术的需求也愈发增大。随着远程通信技术及手术机器人技术的发展,远程手术的想法逐步成为现实并已经使部分患者受益。

国外远程手术实践在20世纪90年代步入正轨,经过数年的摸索创新,最终在2001年成功完成第1例真正意义上的远程手术,进入现代化远程手术探索。国内远程手术虽研究较晚,但发展迅速,并很快建立起适合中国国情的远程手术模式,在5G网络产生之前的远程手术探索,为5G远程手术积累了丰富的经验。如果说国外远程手术自2001年进入现代化,那5G网络的诞生则成为中国远程手术现代化的标志性创新。

第一节　远程手术历史由来及发展历史

一、国外远程手术发展历史

美国作为医疗水平相对发达的国家,在远程医学领域研究较早,在进入远程手术正式研究之前已经进行了远程会诊、远程视频医疗教育等基础研究。20世纪90年代以后,外科手术相关的远程医疗发展迅速,大批量报道相继出现。

Becker 在 1992 年发表了第一个关于远程手术实时远程会诊的报道,在手术过程中应用标准电话专线网络进行病理切片的传输,并由远程病理学专家给予实时病理诊断,但基于当时网络及医疗水平,在 35 例病例中仅有 37% 的诊断帮助率。同年,Satava 首次使用 SRI International 远程操作系统直接控制机械针尖的运动来完成部分操作,这是远程手术机器人的开始,也是手术从现场到远程操作的转折点,他们也基于此操作系统开发了目前著名的达芬奇(da Vinci)机器人。

在 1994 年美国马里兰州开展了泌尿外科远程手术指导,在手术室所在医院建立远程站点,医师端与患者端相距约 1 600km,手术中所有组件连接到手术室中信号源,手术系统中添加一个开关以控制组织切割及止血,在这种初始远程手术设备下完成 32 次简单手术操作,但远程手术发展中的关键问题即两站点之间手术关键数据的传输问题,并未得到解决。针对该关键问题,Kavoussi 及其团队在 1996 年尝试性进行了 7 例远程手术的基础操作,应用区域网网络线路,以 1.5Mb/s 的带宽在 5.6km 以外的站点完成手术中切割、止血等操作,并进行手术中音频、视频、操作指令及必要数据的传输(图 1-1),这项研究中确定了远程手术的几个关键特征及对高质量音频、视频传导的要求。

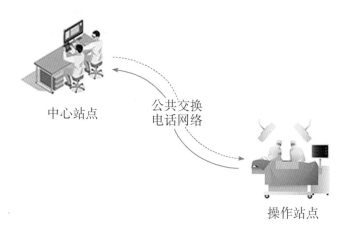

中心站点　公共交换电话网络

操作站点

图 1-1　应用远程视频指导现场端医师手术

在上述研究的经验下,约翰·霍普金斯医院在 1998 年尝试进行跨洲际距离的远程腹腔镜机器人指导手术,分别指导位于 8 000km、14 000km 及 17 000km 外的年轻医师完成不同泌尿外科手术,通过综合业务数字网络进行数据传输,网络延迟约为 1s,带宽约为 384Kb/s,尽管这项研究存在如地理位置、网络等条件的限制,但在远程指导下手术均顺利完成。随后,该团队应用相同网络技术,在位于 8 000km 以外的意大利进行了经皮肾穿刺操作,应用一种专门研发的机器人系统,在 10min 内完成肾脏穿刺。

除泌尿系统手术外,普通外科的其他手术如疝修补术、胆囊切除术等因操作相对简单均成为远程手术的研究重点。1999 年,Cubano 团队尝试将航空母舰战斗群与其他设施相连,计划完成 5 例腹腔镜疝修补术的远程指导(图 1-2),当时挑战性应用国际航空站的网络通信,虽然网络延迟并未达到理想水平,但显示出国外对远程手术中组网方案潜力在不停发掘,为以后的远程手术奠定基础。2000 年,Cheah 等人也在当地医师的帮助下完成了自新加坡到美国巴尔的摩市的远程腹腔镜胆囊切除术。

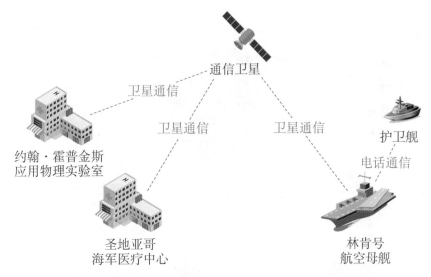

图 1-2　应用国际航空站的网络通信将航空母舰战斗群与其他设施相连完成远程指导手术

至此,在 20 世纪 90 年代远程手术不断发展的基础上,国外部分国家已掌握了远程手术中的关键技术,由最初的远程简单操作到远程手术系统基本成型,并开始不断尝试真正意义上独立的远程手术。直至 2001 年,第一台真正的远程外科手术成功完成,即著名的"Charles Lindbergh 手术"(图 1-3)。接受手术的是一名 68 岁的女性胆囊结石患者,位于法国斯特拉斯堡,而外科医师位于距离 7 000km 以外的美国纽约。手术中应用了一种特殊的专线网络进行信号传递,手术中数据传输稳定,操作信号及影像信号传输流畅,并将手术操作维持在较低的网络时延水平。这是远程手术的一个里程碑,它验证了远程手术技术的可行性。

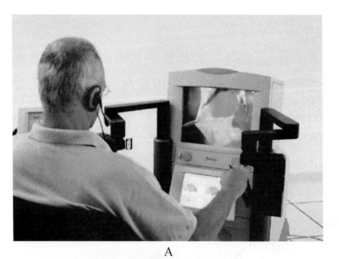

A

B

图 1-3　真正意义上的第一台远程手术：" Charles Lindbergh 手术"

A. 手术端；B. 患者端。

二、国内远程手术发展历史

中国作为医疗资源分布不均的代表,高水平外科医师及先进的医疗设备基本分布在大、中城市,农村及偏远地区则明显落后,存在着明显的地域性差别,众多需要手术的患者无法在当地得到高质量、及时的手术治疗,因此远程手术在我国更有发展的必要。相比于欧美等发达国家,我国远程手术研究尽管起步落后,但发展速度惊人,已迅速进入适合我国国情的发展模式。

在21世纪初期,海军总医院利用远程手术机器人系统为脑肿瘤患者行立体定位活检手术,完成了我国首次脑外科异地手术;北京积水潭医院应用主从式机器人手术系统进行远程骨科辅助手术操作。尽管两项手术顺利完成,但研究中远程手术系统仅起到辅助定位、影像传输作用,无法实现手术医师灵活无间断的实时手术操作,且术中影像信号及操作指令的传输无严格要求,对网络时延等必要条件无法严格把控。随后,我国也开始对远程手术中网络方案及机器人系统等关键因素进行深入研究,使远程手术能够安全、稳定地完成。2012年12月,北京航空航天大学联合海军总医院成功完成我国首次远程海上手术,手术过程通过卫星链接网络将位于海军总医院远程中心的医师端及位于太平洋海域的患者端建立通讯联系,应用BH-7机器人系统完成了脑外科立体定位手术。然而,卫星通信信号不确定的网络延迟、较高的数据丢包率等成为该研究的主要问题,该网络方案远远不能满足远程手术要求。

4G网络通信的应用推动了我国远程手术的发展,其网络稳定性优于卫星通信。2015年,国产"妙手S"手术机器人借助10Mb/s带宽商用网络,完成了间隔约170km的远程无线动物实验,实验中应用当时热门的4G网络,平均手术延时在250ms左右,系统双向总延时最大为302.6ms,丢包率约为4%。虽然整个实验较为成功,但4G网络的窄带宽及高时延仍限制了远程手术的临床应用推广。4G网络方案是目前5G无线网络的起源,它借助双侧网关通过4G通信方式接入互联网。当多个用户发生业务关系时,信息流通过互联网到达对方设备。由于数据流要经过4G和公网两个瓶颈的制约,与其他用户数据流共享公网带宽,当4G信号较弱或公网资源不足时,实际可用带宽就会下降。因此,使用此种组网方式,带宽稳定性较差,会对双向视音频交互应用产生不利影响,该网络仅仅在最初被用在动物实验中,之后被其他网络迅速取代。

(赵 炜)

第二节 远程手术国内外发展概况

一、国外远程手术现状

自 2001 年完成真正意义上的远程手术后,国外进入现代化远程手术探索模式。虽然"Charles Lindbergh 手术"中信号传输稳定,网络延时较低,但前期准备工作中铺设的海底电缆专线耗资巨大,人力物力花费过多,准备周期过长,因此国外现代化远程手术的重心主要在于网络方案及机器人的改革上。

自 2003 年开始,Anvari M 团队在汉密尔顿相距 400km 的教学医院及农村医院之间建立远程机器人手术系统,协助当地医院医师完成腹腔镜手术,这项研究直至 2005 年完成了 21 例远程手术,建立了世界首个为农村社区服务的远程机器人系统。该系统应用互联网协议-虚拟私人网络(IP-VPNe),将两家医院的 Zeus 机器人系统连接,21 例手术均以较低时延完成,患者术后恢复良好。该研究主要建立一种远程手术指导系统,探索远程手术中网络时延的优化,但远程医师却不能独立地完成整个手术操作。

在 2007 年,Nguan CY 等研究者分别在实时手术、IP-VPNe 网络和卫星链接三种情况下对 18 例雌猪进行了机器人辅助腹腔镜下肾盂成形术,研究发现远程手术尽管存在网络延迟和波动,但与实时手术相比,进行远程肾盂成形术是可行的,不会显著延长手术时间或影响手术结果。卫星链接网络是利用人造地球卫星作为中继站来转发无线电波进而实现医师及患者端之间的互联互通,具有覆盖范围广、受地域条件限制小、组网方便迅速、便于实现全球无缝链接等众多优点。但同样,其缺点在这项研究中也很明显,即音视频、数据的传输存在大约 600ms 的延时,严重影响手术流畅性。

前期大多数远程手术研究都试图寻找一种合适的网络布置,以保障远程手术低时延、高质量进行,但却很少有研究明确具体多少时延可能会影响手术顺利进行,直至 2014 年,诸多关于时延数值对手术开展的研究开始报道。Xu S 将 16 名医学生采用盲法随机分配至 0~1 000ms 的时延组中,采用机器人模拟系统进行解剖等练习,记录模拟手术中不同时延下手术难易程度、安全性、精确性等指标。最终研究显示在 200ms 以下的时延为远程手术理想状态,但 300ms 以内不会影响手术顺利完成,更高的网络时延则会影响手术的安全性、精确度,甚至导致术者无法进行操作。这项研究为远程手术中网络方案的选择提供参考,目前国内外诸多远程研究也多依此结论制定网络选择的标准。

自 2019 年开始,国外诸多研究开始尝试将 5G 网络应用到远程手术中,并得到满意的结果。首先是 Lacy 团队应用 5G 网络对患者端年轻医师进行远程手术指导,虽然在远程指导下手术顺利进行,但这并未完全开发出 5G 网络在该领域的潜力。在此研究基础上,Alperen Acemoglu 报道了他们应用 5G 网络对距离 15km 外的解剖实验室中一具尸体进行了机器人声带手术,最终手术以 140ms 的平均网络时延顺利完成,这项研究表明 5G 网络具有低延时、高带宽的特点,是远程手术的关键技术,可作为未来远程手术网络发展方向。

二、国内远程手术现状

5G 网络商用化是我国远程手术进入现代化的标志,其低延时、高带宽、高移动性的特点满足远程手术实时性、高效性及稳定性的需求,推进了国内远程手术的研究热潮。2018 年 12 月,中国人民解放军总医院应用国内自主研发的手术机器人在福州顺利完成 5G 远程手术动物实验。医师端远程控制机械臂和镜头臂,切除部分猪肝脏,术中高清 3D 影像及声音传输实时、稳定,机械臂操作灵活,主从一致性良好,两端之间单程平均时延小于 150ms。2019 年 9 月,全军肝胆外科研究所完成全球首例多点协同 5G 远程多学科动物实验,实验中网络时延稳定,手术操作流畅,术中动物生命体征平稳。此次多点协同远程机器人手术试验,使得位于北京及苏州的两位医师,通过远程操控机械臂对实验动物实施了胃肠切除和肝切除。该项实验打破以往传统医患单点会诊、手术的模式,为病人提供多学科远程会诊及治疗选择,实现了远程手术中多学科合作诊治的重大创新。

我国远程手术现阶段的发展不仅仅体现在动物实验中,更实现了医师为患者远程实时不间断手术的革新。2019 年 3 月,中国人民解放军总医院完成了首例 5G 远程人体手术,位于三亚的医师通过远程控制机器人对北京患者进行远程帕金森"脑起搏器"植入手术,为国内远程手术提供了指导意义。同年,北京积水潭医院通过 5G 网络系统对 12 例患者施行机器人辅助胸腰椎椎弓根螺钉置入手术,该研究同时对山东、江苏患者实现"一对多"同时治疗,证实了中国境内 5G 网络在远程手术中的可行性及发展潜力。

　　国内远程手术进入 5G 模式后发展迅速，并在由单中心、少样本的探索模式向多中心、大样本的临床研究转型。2020 年 9 月起，青岛大学附属医院牛海涛教授团队在动物实验和模拟时延的基础上，开展了大样本、多中心远程机器人辅助泌尿外科手术研究，目前已经完成肾根治性切除、膀胱根治性切除、肾上腺肿瘤切除等 50 余例手术，进一步证实了远程手术的安全性和可行性。

　　为了保证远程手术中低网络时延、高带宽等关键特征，越来越多的新型网络技术被应用到网络线路中维持手术的稳定性，其中多链路聚合传输技术为目前远程手术中较为成熟且广泛使用的网络技术。多链路聚合技术保证了远程手术的数据传输能力，即高宽带特征。在传统的链路层之上增添了一个虚拟层，该虚拟层实现了对数据帧的分发，这些数据帧通过轮转算法分发到各条链路中，成功将多条物理链路的传输带宽进行聚合，从而实现在同一个终端上带宽叠加的高速传送效果。应用程序和物理设备能按照原来的方式继续工作。多链路传输和单链路传输可以并存，可根据应用的实际需求选择多链路传输或单链路传输，因此具有较强的灵活性。作为组网方案的辅助技术，其为远程手术未来发展提供保障，特别是在 5G 网络普及之后拥有很大发展潜力。

三、展望

　　随着机器人技术的不断创新、网络方案持续优化以及患者对远程手术的需求增加，尤其是在新型冠状病毒肺炎疫情尚未完全控制的现状下，远程手术已由科幻传说进入现实生活中。尽管现阶段远程手术局限于设备齐全、安全稳定的手术环境，但海上环境、战场环境、太空环境等复杂情况下的相关研究也在进行中，对网络及机器人等条件设施提出新的挑战。相信在不久的将来，随着 5G 网络普及化，广大患者可以将远程手术作为就诊治疗的选择。同时，患者也可以打破地域限制，选择自己信任的外地医师进行手术治疗，提高手术满意度。

　　目前远程手术推广存在众多困难，如国家层面缺少对远程手术相应法律及法规保障医患双方权益，传统就诊方式在众多患者中根深蒂固，远程手术费用目前尚无统一定价等。但随着远程手术体系不断成熟，人们对远程手术的认识及接受度不断地增加，国家对远程手术体制不断完善，相信在不久的将来，远程手术可以极大地提升患者的治疗满意率。

（李建民　孔康）

参 考 文 献

［1］ BROWER,V. The cutting edge in surgery. Telesurgery has been shown to be feasible-now it has to be made economically viable［J］. Embo Reports,2002,3(4):300-301.

［2］ BECKER R L,SPECHT C S,JONES R,et al. Use of remote video microscopy (telepathology) as an adjunct to neurosurgical frozen section consultation［J］. Human Pathlogy,1993,24(8):909-911.

［3］ SATAVA R M. Emerging medical applications of virtual reality:A surgeon's perspective［J］. Artificial Intelligence in Medicine,1994,6(4):281-288.

［4］ KAVOUSSI L R,MOORE R G,PARTIN A W,et al. Telerobotic assisted laparoscopic surgery: initial laboratory and clinical experience［J］. Urology,1994,44(1):15-19.

［5］ SCHULAM P G,DOCIMO S G,SALEH W,et al. Telesurgical mentoring. Initial clinical experience［J］. Surg Endosc,1997,11(10):1001-1005.

［6］ LEE B R,BISHOFF J T,JANETSCHEK G,et al. A novel method of surgical instruction:international telementoring［J］. World J Urol,1998,16(6):367-370.

［7］ MICALI S,VIRGILI G,VANNOZZI E,et al. Feasibility of telementoring between Baltimore (USA) and Rome (Italy):the first five cases［J］. J Endourol,2000,14(6):493-496.

［8］ CUBANO M,POULOSE B K,TALAMINI M A,et al. Long distance telementoring. A novel tool for laparoscopy aboard the USS Abraham Lincoln［J］. Surg Endosc,1999,13(7):673-678.

［9］ CHEAH W K,LEE B,LENZI J E,et al. Telesurgical laparoscopic cholecystectomy between two countries［J］. Surg Endosc,2000,14(11):1085.

［10］ MARESCAUX J,LEROY J,RUBINO F,et al. Transcontinental robot-assisted remote telesurgery:feasibility and potential applications［J］. Ann Surg,2002,235(4):487-492.

［11］ ANVARI M,MCKINLEY C,STEIN H. Establishment of the world's first telerobotic remote surgical service:for provision of advanced laparoscopic surgery in a rural community［J］. Ann Surg,2005,241(3):460-464.

［12］ NGUAN C Y,MORADY R,WANG C,et al. Robotic pyeloplasty using internet protocol and satellite network-based telesurgery［J］. Int J Med Robot,2008,4(1):10-14.

［13］ XU S,PEREZ M,YANG K,et al. Determination of the latency effects on surgical performance and the acceptable latency levels in telesurgery using the dV-Trainer(®) simulator ［J］. Surg Endosc,2014,28(9):2569-2576.

［14］ LACY A M,BRAVO R,OTERO-PIÑEIRO A M,et al. 5G-assisted telementored surgery

［J］. Br J Surg,2019,106(12):1576-1579.

［15］ ACEMOGLU A,PERETTI G,TRIMARCHI M,et al. Operating From a Distance:Robotic Vocal Cord 5G Telesurgery on a Cadaver［J］. Ann Intern Med,2020,173(11):940-941.

［16］ ZHENG J,WANG Y,ZHANG J,et al. 5G ultra-remote robot-assisted laparoscopic surgery in China［J］. Surg Endosc,2020,34 (11):5172-5180.

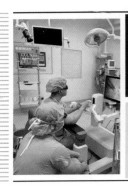

第二章

突发公共卫生事件对远程医疗的影响

近年来,各种病毒事件为主流的全球突发公共卫生事件接连发生,对传统医疗模式、医疗体系产生巨大冲击。以新型冠状病毒肺炎疫情为代表的突发公共卫生事件对医疗行业提出新的要求,传统面对面的医疗模式在一定程度上为疫情传播提供途径,如何在保障医疗需求的前提下,配合防疫安排,探索适应突发公共卫生事件的新型医疗模式成为值得我们思考的重要内容。在此背景下,远程医疗逐渐进入大众视野,尽管存在一些尚待解决的问题,但更多的是随之而来的契机。

第一节　新型冠状病毒肺炎疫情对
远程医疗发展的影响

医疗作为民生问题的重要部分,是国家和人民都十分关注的重点。2020 年召开党的十九届五中全会,明确指出了要改善多层次社会安全体系,全面促进健康中国的建设,始终把保护人民健康放在第一位。然而,我国各地区的发展水平差异明显,偏远地区医疗资源稀缺。为解决这一问题,国家也相应地提出了推广远程医疗及发展高端医疗设备等解决措施。

远程医疗是指通过通信技术,以双向传送数据、语音、图像等信息为手段,最终实现不受空间限制的远程医疗咨询、诊断、教育等服务,它在医学专家和患者之间建立了全新的联系。患者既可以选择本地的专家进行就诊,也可以通过互联网由异地医院的高级专家会诊,并根据其给出的建议,由基层医院辅助,进行治疗和护理。这为患者节省了前往异地就医的行程时间和高昂费用,也改善了诊断和医疗救治效果。远程医疗发展到今天,已经在远程诊断、远程监护、远程查房、远程教学培训、远程护理、远程急救、远程指导手术甚至远程手术操作等多个领域取得了长足的进展。

实际上，远程医疗已经存在了数十年，但其普及速度却十分缓慢，相比于传统面对面的医疗方式，远程医疗最大的特点就是医务工作人员与患者在空间上分离，而在这种情况下，由于医患之间不能直观地进行互动接触，医务工作者从患者身上得到有关病情的有效信息极其有限，即使面对着优质的医疗专业人员，要让患者对在线医疗的服务感到满意也并非易事。以往认为，远程医疗仅适用于某些特定的情况：比如在某些科别如精神康复科等，因采用远程视频就诊，一些因社会负面印象等因素不愿前往就诊的患者，能够更容易地得到专业帮助，所以远程医疗长期以来不被医患双方广泛接受，甚至一度被认为是伪需求产品。

然而，一场突如其来的新型冠状病毒肺炎疫情使人们对远程医疗有了新的认识。自2019年新型冠状病毒疫情暴发以来，交通管制和社区隔离等措施给患者就医带来很多困难，在此背景下人们恐慌的不仅是疫情本身，而且更担心因为无法及时就医而导致病情延误。在应对这场没有硝烟的疫情阻击战中，远程医学以其特有的优势发挥了积极有力的作用：首先在新型冠状病毒肺炎疫情期间，远程医疗的开展使患者不受空间限制接受医疗服务，足不出户便可受到专业的建议以便指导下一步诊疗，有利于统一协调和指挥远程防控。其次，因为新型冠状病毒肺炎确诊患者至医院就诊时，会增加其他病人及医务工作者的感染机会，使用远程医疗就能降低交叉感染的风险，可以同时保护患者和医务人员在防疫中的健康与医疗安全。另外，通过远程医疗技术，患者可以享受优质医疗资源，节约诊疗成本和等待诊治的时间，提高就医率，避免病情延误。最后，远程医疗能够缓解基层医护人员和患者面对疫情的压力，进一步优化医疗资源。

新型冠状病毒肺炎疫情把远程医疗推到了历史的前台，新型冠状病毒肺炎疫情暴发迫使许多患者寻求远程医疗服务，随之而来投资大量涌入，政策监管不断宽松，民众兴趣也日益增加。与此同时，传统医疗服务机构，包括国际著名医院，以及基层社区医疗保健机构都在快速铺设链接各种便捷易行的远程医疗服务平台和虚拟门诊，比如中国某远程医疗企业，在新型冠状病毒肺炎疫情大流行开始的前三周就获得了超过十亿的访问量。随着远程医疗相关科技的发展，客观环境迫使医疗机构和患者重新考虑应用技术工具，远程医疗服务规模正在迅速扩大。在新型冠状病毒肺炎疫情防控期间，各地创新线上服务模式，为支撑疫情精准防控、避免聚集交叉感染、促进人员有序流动和复工复产等发挥了重要作用。

新型冠状病毒肺炎疫情对远程医疗的促进并不仅限于医患层面。在新型冠状病毒肺炎疫情防控中,各类智能机器人的广泛应用显著降低医患接触频率和接触传染的风险,例如5G医疗服务机器人、5G消毒清洁机器人、体温测量与筛查机器人、健康咨询机器人等,这些具备医疗设备功能的智能机器人24小时在线或工作,明显提升了工作服务效率。所以,疫情期间远程医疗系统不仅有利于患者和医师,也有利于节约防护装备等医疗物资,稳定疫情期间医疗秩序,甚至可以促进新的医学装备开发与发展,尤其在促进人工智能、远程诊疗和机器人等相关技术在医疗设备的功能实现、效率提升等方面发挥重要作用。融合这些新兴技术的医疗研发将给医疗设备在未来进一步快速发展提供新思路和新方向,进一步助力患者的精准救治。

基于机器人、大数据、人工智能等技术的医疗服务机器人,在保留传统医疗设备功能的基础上,可自主完成相关医疗服务工作,是今后医疗设备创新发展的重要方向,特别在面对传染性疾病时,它们的优势更是无法比拟,可在完成医疗服务的同时给一线医护人员提供最大程度的保护。在机器人技术与医疗设备这个交叉领域,将有广阔的发展前景,例如在本次疫情防控工作中,钟南山院士团队与沈阳自动化研究所研发的新型智能化咽拭子采样机器人系统,可实现对受试者快速有效的采样,在避免医务人员感染和提升生物样本采集的规范性方面具备显著优势。

最近,一项对2 000名美国成年人的调查显示,当被问及对未来远程健康的看法时,超过一半的受访者表示,新型冠状病毒肺炎疫情大流行增强了他们尝试远程医疗的意愿。此外,绝大多数尝试过远程医疗服务的人表示,自己的体验非常满意,并且正在或即将考虑再次预约远程医疗服务,这可能成为远程医疗被广泛应用的一个转折点,疫情环境下,人们的就医习惯正被潜移默化地改变,远程诊疗或许会永久地融入日常诊疗当中。

事实上,今天的远程医疗服务才刚刚开始触及网络连接和医疗保健的表面,远程医疗的潜力巨大,它能为我们带来的远不止目前我们所看到的,就像我们生活中的许多重要领域一样,新兴技术和无处不在的网络有可能彻底改变我们所认知的医疗保健。值得注意的是,我们对远程医疗服务的探索运用,不应仅局限于疫情期间"救急",还要通过技术的发展、人才的培养、配套措施的完善等,真正实现医疗资源的优化、医疗服务的升级和医疗效果的提升,为人民群众带来实实在在的便利。在新型冠状病毒肺炎疫情的催化下,远程医疗将产生更持久和更广泛的变革。

对于我国来说,在新型冠状病毒肺炎疫情背景下,基于我国幅员辽阔和患者诊疗困难的国情,远程医疗在中国的发展具有更加广泛的前景。2019 年末出现的新型冠状病毒肺炎属于高度传染性疾病,以飞沫传播和呼吸道传播为主要传播途径,且大众群体普遍易感。在这种情况下,面对面诊疗存在巨大的风险,医护人员很难在确保自己生命安全的前提下对患者进行护理和治疗。据 2020 年 1 月 1 日至 28 日武汉中南医院统计的院内新型冠状病毒感染情况,在看护、诊治 138 名新型冠状病毒肺炎住院病人的医务人员中,被感染人数达到 29 人。如果远程医疗能够得到大范围推广,这种悲剧的发生是完全可以避免的。针对这种致死率高、传染性极强的病毒,远程医疗可以让医护人员远距离监控患者,并对患者做出诊断,大大减少了医护人员和患者之间不必要的接触,有效降低了被传染的可能。

此外,我国国土面积辽阔,人口数量庞大,各区域之间的资源分布存在较大差别,造成了人口和医疗资源难以匹配的困境。发达城市能够优先获得更优质的医疗资源,而农村乡镇和西部偏远地区普遍面临医疗设施落后及患者医疗困难等难题,但远程医疗可以打破时空限制,实现跨区域的医疗咨询。患者在当地医院便可以从世界各地的权威医师那里获得先进的医疗服务,降低病情延误的可能,提高诊断的准确性。

随着经济的高速发展,更多年轻人选择了晚婚晚育,人口出生率也因此大幅下降;而另一方面,随着医疗水平的提升,人均预期寿命有所增长。这两方面的综合影响导致了近年来中国人口老龄化加剧,进而导致了老年患者监护困难问题突出。由于老年人群通常缺乏较好的抵抗力和自我护理能力,因此老年人的住院护理问题更加突出。对于大多数医院来说,在医护人员紧缺的情况下,要做到对每位患者的情况进行实时监控几乎无法实现,而由于患者受到的监控不足,紧急情况发生时容易导致不可挽回的后果。而远程医疗系统能够提供远程监控医疗服务,可以通过调配其他地区暂时闲置的医疗资源,对住院患者的情况进行远程实时监控,既有利于医疗专家分析患者病情,又能够避免因为监控不足而引起意外情况的发生。

然而,即使远程医疗在我国拥有如此巨大的发展前景,相比于国外,国内对于远程医疗的研究依旧不够充分。在中国知网上采用高级检索,搜索关键词"国内远程医疗"/"我国远程医疗"得出的结果只有487条,而直接搜索"远程医疗"则可以得到30 931条结果(截止时间为2021年7月31日),且绝大多数为外文文献。现阶段中国学者主要注重远程医疗技术层面的研究以及5G技术和远程医疗的融合,却忽视了远程医疗其他方面存在的问题。除技术问题外,远程医疗在中国的广泛开展尚存在以下几个问题:

(一) 缺少统一的行业规范与标准

虽然当前中国部分医院已逐步建立起了互联网诊疗系统,但我国相关政策呈现区域化,无统一标准,导致各个区域远程医疗系统的软件系统不一致,医疗数据在各个医疗机构之间难以互联互通,限制了远程医疗的发展。各个医疗区域内部虽已形成较完善的异地会诊、影像分析、医疗教育培训等服务,但不同医疗区域之间并未在全国范围内形成一个整体,导致远程医疗推广难度大。

(二) 患者个人信息泄露

远程医疗所基于的大数据时代使广大患者时刻处于隐私泄露的风险中。远程医疗所使用的电子病历中包含有患者的个人信息和既往病史等重要隐私,虽然电子病历相比于纸质病历更容易保存,但如果系统没有做好安全维护工作的话,一旦遭到黑客入侵,将会导致重大损失。信通院发布的《2020数字医疗:疫情防控期间网络安全风险研究报告》显示,有29.8%的医疗机构没有做好数据库存储安全性保障工作,致使数据暴露在互联网上,28.88%的医疗单位疏于保护隐私文件而致其暴露在大众面前,共涉及21万项数据资产。

(三) 异地会诊专家获取病历信息困难

远程医疗涉及患者、基层医院以及会诊医院三方,由于跨地域的原因,会诊专家无法对患者进行面对面诊疗,只能通过基层医院提供的患者电子病历进行诊断。但目前电子病历仍较为简陋,大多数是采用患者口述、医师记录的形式。而在远程治疗模式下,如果患者不能主动将自己的过往病史全盘托出的话,将直接导致收集到的信息不够全面,进而影响远程治疗效果。其次,大多数基层医院医护人员的医学水平与异地专家存在差距,在收集患者过往病史等病历信息时可能会出现遗漏、缺失的情况,而这也会阻碍会诊专家做出正确的诊断,增加会诊专家的工作负担,降低治疗效率。此外,电子病历在传输过程中,清晰度也会受到一定影响,这同样加大了会诊专家看诊的难度。

（四）偏远地区医务人员和患者排斥远程治疗

远程医疗系统作为新型的医疗模式，现阶段仍然存在着如操作繁琐、流程较多等问题，基层医院的医护人员如果没有经过专业的系统培训，并不能够合法合规地利用这一新型医疗模式，并且我国远程医疗的发展起步较晚，宣传工作不够充分，宣传范围不够广泛，这导致偏远地区医护人员和患者对这种医疗模式的技术认识不够充分，甚至产生了排斥心理。特别是偏远地区的中老年患者，该人群接受教育程度普遍较低，难以接受新事物，在医疗这种事关生命的问题面前，更是无法接受这一仍存在未知性的医疗方式。

总之对于我国来说，虽然远程医疗在当前背景下发挥作用巨大，但面临的问题也十分严峻，在真正广泛开展应用和形成规范行业模式的发展道路上任重而道远。

（张铭鑫　张玉石）

第二节　新型冠状病毒肺炎疫情对远程手术发展的影响

一、新型冠状病毒肺炎疫情及疫情后时代远程手术成为外科诊疗的新模式

2019年底暴发的新型冠状病毒肺炎疫情，不论在生活或工作上，都严重影响了人们的行为模式。在医疗领域中，传统医疗模式更是受到了极大的冲击。由于新型冠状病毒肺炎疫情，医院在提供诊疗的方式上，需要减少医护人员与病人的接触，减缓个人防护装备的消耗，并尽量减少病人激增对医院的影响，医疗系统不得不调整其分流、评估和护理病人的方式，使用不依赖于面对面服务的方法，而这种需求模式的改变极大的促进了远程医疗的发展和应用。

在外科手术领域，新型冠状病毒肺炎疫情对外科手术模式亦造成了深远的影响，一方面疫情时期大量非急诊手术被推迟或取消，《外科学年鉴》（Annals of Surgery）主编、麻省总医院外科主任、首席外科医师 Keith Lillemoe 指出2020年全球因疫情取消的手术量高达约3 000万例，造成大量患者得不到及时手术救治而延误病情；另一方面，面对新型冠状病毒肺炎高危病人，手术医师手术过程中

职业暴露风险明显增加,往往需穿戴二级或三级防护用品,对新型冠状病毒感染防控带来严峻的挑战,也给手术医师身心带来巨大的压力。

而远程机器人手术可以实现避免密切接触患者并有效实施手术,在疫区、灾区、战场等极端恶劣条件下开展医疗救治工作,从而最大限度降低了手术医师面临的感染风险,同时有效地节约了感染防控成本。2021年3—7月间青岛大学附属医院牛海涛远程手术团队在国内疫情防控背景下开展50余例远程手术,均取得成功。因此,针对当前疫情防控常态化的趋势,远程手术为下一步远程医疗在疫情防控中的作用提供了新的思路,如探索基于5G网络技术的新型冠状病毒肺炎中高风险地区急重症患者的就诊新模式,将远程会诊、远程查体、移动隔离病房、远程医疗数据共享系统、远程手术等进行有机融合,提高患者救治效率并尽量避免不必要的医患人员感染等等。

另一方面,我国医疗资源分布不平衡的问题较为突出,同时我国地域辽阔,人均医疗服务和花费配比相对较低,特别是在偏远欠发达地区,患者难以得到及时和优质的医疗措施,广大基层医院对微创手术及中高难度手术技术的普及率亦较低,因此,远程手术在中国更具意义。远程手术一方面能够节省和优化医疗资源,为资源不平衡地区提供优质医疗服务,实现优质医疗资源下沉,节省患者治疗等待时间,从而最大程度为患者提供便利;另一方面可以实现对基层医院的精准帮扶,迅速提高基层医院的微创手术技术水平,从而为我国分级诊疗、医联体建设及精准医疗扶贫提供新的方案。

另外,远程手术进一步促进了医院与民族企业合作,借助"内循环模式"向贫困地区输送医疗资源,打通了地区瓶颈,进一步发掘内需,扩大医疗服务范围,也为中国经济发展探索了一条新路径。

二、新型冠状病毒肺炎疫情后时代远程手术相关设备和技术迎来蓬勃发展

作为远程手术的关键技术之一,近年来机器人辅助腹腔镜技术在我国得到迅速的发展。美国达芬奇机器人手术系统作为目前全球应用最为广泛的机器人手术系统,截至2021年8月,已有235台达芬奇机器人手术系统在我国安装,在我国一些大的医疗中心单个机器人完成的平均手术量甚至已达到国际平均利用率的两倍,远远高于一些发达国家。但是达芬奇手术机器人较高的成本以及技术垄断状态,极大限制了机器人辅助腹腔镜技术在我国的普及和推广,也给患者

带来了较大的医疗费用负担。因此研发和应用国产机器人手术系统,打破技术垄断,最大程度实现机器人手术的普惠性在我国具有重要的意义。

远程手术给国产手术机器人的发展、应用和推广带了重要的机遇,目前国内已有妙手、微创、图迈、康多、术锐、精锋等多个国产品牌的机器人手术系统研发成功,部分已成功应用于临床,而目前国外达芬奇机器人手术系统尚未启用远程手术模块,因此下一步设计研发嵌入式一体化远程手术机器人系统,改进和优化手术机器人的远程手术模块,研发适合远程手术操作的专属手术器械,提高机器手反应速度,加快图像处理及视频解码,降低远程手术总延迟时间将是未来重要的发展方向,最终实现机器多场景的应用。

此外,现有的手术机器人虽然能满足手术的需求,但主操作台和从手均较笨重,可移动性差,难以适应未来远程手术常态化的需求。因此下一步对现有手术机器人的主要部件包括控制台、操作臂、监视器等进行全新研发,增加可拆卸式组装模块,硬件高度集成化和智能化,同时加强各设备和硬件的通用性连接,尤其是压缩控制台,从而将手术室内的操作场景拓展延伸,最终完成医用微创手术机器人系统的颠覆性改造,实现小型化、便携化、可操作性强等目标。

远程手术的另一关键技术即为通信技术。近年来通信技术的飞速发展为远程手术提供了更加强大的网络支撑能力,也为远程手术带来了更广阔的发展契机。从1G到4G通信时代,通信服务从各个维度满足人们的数字化消费需求,可穿戴设备、VR、AR等新兴应用的广泛普及以及对封闭式场景的数字化变革(工业4.0,智慧院区,智慧医疗等)对网络提出了新的需求。同时,"互联网+"国家战略明确指出:未来电信基础设施和信息服务要在国民经济中下沉,满足农业、医疗、金融、交通、教育和公共服务等垂直行业的信息化需求,改变传统行业,促进跨界创新。随着5G商用的正式到来,5G+医疗健康应用越来越呈现出强大的影响力和生命力,对推进深化医药卫生体制改革、加快"健康中国"建设和推动医疗健康产业发展起到重要的支撑作用。

目前欧美等发达国家在远程医疗通信技术领域尚没有形成统一的行业标准,而我国5G网络大带宽、高灵活性、低延迟和低价格的优势为远程医疗,尤其是远程手术通信技术的研发工作带来了契机。近年来5G专线技术、5G网络切片技术、聚合网络技术、确定性网络技术等一系列高质量的远程手术组网方案不断涌现,为远程手术提供了越来越快速、安全和稳定的网络通信保障,同时,远程手术也给网络通信技术的发展、应用和推广带来了重要的机遇。下一步对远程网络支撑技术等关键领域的重点攻关和研发工作,对于抢占国内外远程医疗领域的技术高点,打破行业国际垄断,解决相关领域的瓶颈问题,实现中国"智"造将具有重要的意义。

（王永华）

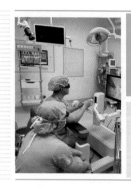

第三章

远程手术机器人设备及核心技术

第一节　远程手术机器人系统架构

远程手术机器人系统是集多学科高科技手段于一体的综合体,具有本地手术功能和远程手术功能两种模式。手术机器人由医师操作端和手术操作端两部分组成,传统的手术机器人两者通常位于同一物理空间下,而对于远程手术机器人两者则位于不同的物理空间。通过远程手术机器人系统可实现外科医师为身处不同地理位置的患者开展手术治疗,这种完全不同于传统的手术概念,是外科发展史上的又一里程碑事件。

传统的手术机器人操控系统由三部分组成:医师操作台、患者操作台和三维内镜摄像系统(图3-1)。远程手术机器人操控系统由五部分组成:医师操作台、

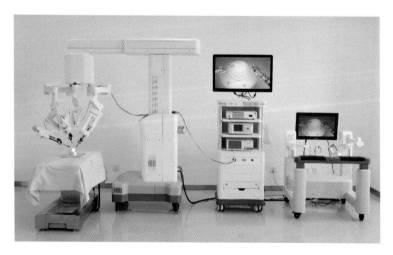

图3-1　手术机器人操控系统(由左到右依次为患者操作台、三维内镜摄像系统、医师操作台)

主端通讯控制箱、患者操作台、从端通讯控制箱以及三维内镜摄像系统（图3-2，图3-3）。

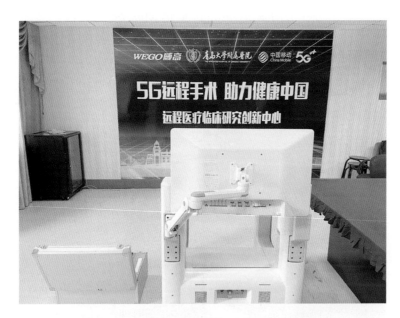

图 3-2　远程手术机器人医师端操控系统

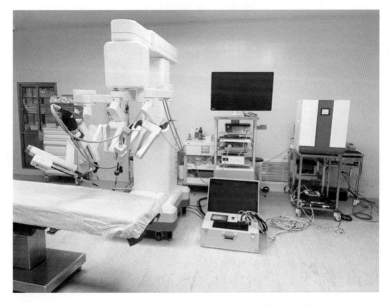

图 3-3　远程手术机器人患者端操控系统

一、医师操作台

医师操作台是手术机器人系统的控制中心，是该系统在医师端的交互平台。通过操作医师操作台上的两个医师机械臂实现主刀医师对手术器械和三维腹腔镜的控制(图 3-4)。这种设计解决了传统微创手术中眼-手运动不协调的固有缺陷,最大限度地还原了开放式手术中医师的眼-手术器械-手部运动同步运动的情形,实现微创手术中眼-手协调运动的直觉运动映射。

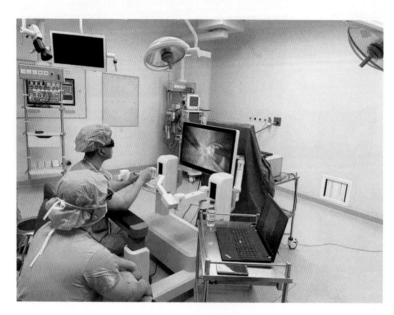

图 3-4 医师操作台

远程手术机器人系统中增加了运动比例缩放功能,将医师机械臂的运动按一定的比例缩小后映射为患者机械臂的运动,最大程度地减小了医师手部的自然抖动或无意识的移动,提升了远程手术中微创机器人精细操作的手术质量。此外,远程手术机器人系统中的医师操作台还包含了主端通讯控制箱,由工控机、显示器、控制器、图像处理器、键盘等组成。在远程手术主操作端,主端通讯控制箱与医师操作台连接使用,同时采集医师操作台各路信号传输给远程患者端,并接收远程患者端的传输信号及三维图像传输到医师操作台。

二、患者操作台

患者操作台是远程手术机器人系统辅助实施微创手术的执行部分,主要功能是为两个患者机械臂和一个图像臂提供支撑(图 3-5)。在远程手术过程中通常需要手术助手在无菌区内的患者操作台旁工作,负责更换手术器械和三维腹腔镜,辅助主刀医师完成手术。远程手术机器人系统作为一种先进的手术工具,其运动必须始终在主刀医师或手术助手的绝对控制之下,在使用上需满足一定的优先级关系,即位于患者操作台旁的手术助手具有最高的优先级,他们可以根据手术的实际情况随时停止机器人的运动。

同样,患者操作台还包括从端通讯控制箱,它由工控机、显示器、图像处理器、键盘等组成。在远程手术中的从操作端,从端通讯控制箱与患者操作台连接使用,接收远程主操作端的各路信号,并同时发送患者操作台各路信号及三维图像给远程主操作端。

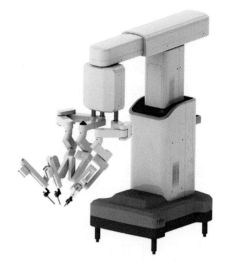

图 3-5　患者操作台

三、三维内镜摄像系统

在三维腹腔镜下,三维内镜摄像系统采集体腔视场区域的立体图像,构成三维视觉系统,最后将影像资料呈现在三维显示器上。三维内镜摄像系统集成在一个可移动的台车上,由图像处理器、主机、3D 影像显示器组成。在手术过程中位于无菌区域外,可由巡回护士操作,并可放置各类辅助手术设备。三维腹腔镜(图 3-6)为高分辨率光学三维镜头,可将手术视野放大 10 倍以上,能为主刀医师提供患者腹腔内三维立体高清图像,使主刀医师在手术过程中能对深度有良好感知,能更清晰地辨认解剖结构,提高了手术精确度,同时也降低了主刀医师的视觉疲劳。

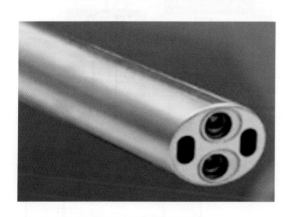

图 3-6　三维腹腔镜

四、其他设备

(一) 系统电源

为保证远程手术的顺利实施,医师操作台、患者操作台和三维内镜摄像系统均需要单独的电源供电。其中,患者操作台上有备用电池,因此应始终连接电源保证备用电池处于满电量状态,保证突发状况时能紧急使用。

（二）系统连接

在进行远程手术时,远程从操作端的患者操作台、三维内镜摄像系统和远程主操作端的医师操作台之间通过 5G 网络连接。通常患者操作台与通讯控制箱之间需连接 2 根控制信号线,三维内镜摄像系统与通讯控制箱之间需连接 2 根视频线,医师操作台与通讯控制箱之间需连接 2 根控制信号线和 1 根视频线。每次实施远程手术时,需确认每根线缆两端的标签,检查线缆连接器和系统插座有无残留异物,确保每次连接正确。

（三）系统布局

远程从操作端:患者操作台位于无菌区域;三维内镜摄像系统位于无菌区域外,一般位于助手对面。远程主操作端:医师操作台通常放置于有网络环境的空间内(图 3-7)。

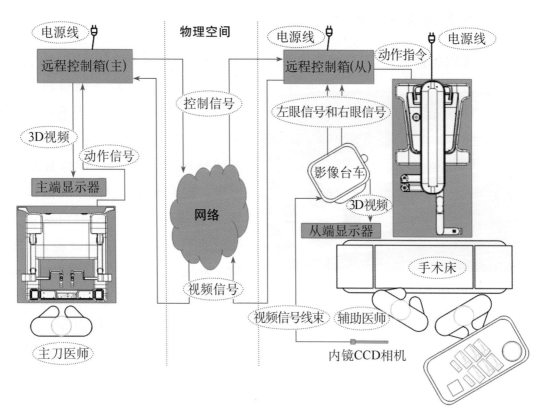

图 3-7　远程手术机器人系统拓扑结构

（四）辅助设备连接

在远程主、从操作端分别有电能量平台控制接口,以供电刀、超声刀电能量设备连接。远程主操作端连接电能量平台的脚踏开关,远程从操作端连接电能量平台脚踏开关接口。

（五）助手操作说明

腹腔镜穿刺器的建立：将患者操作台的机械臂与患者身上的腹腔镜穿刺器连接，并成功将腹腔镜和手术器械推入是机器人手术过程中的重要一步。通常患者操作台、腹腔镜穿刺器、手术目标区域这三点需连成一条直线，各机械臂之间需保持足够大的间距。

手术器械的安装和更换：安装手术器械前，需确认手术器械头部伸直，头端并拢。撤离手术器械前，需从显示器上确认手术器械头部伸直，头端稍稍打开，以防夹住任何组织。更换器械时，只需按住手术器械两侧的卡扣按钮就可将器械撤出，此时系统会记住器械撤离的位置，因此每次器械安装完推入时，能精确到相同的位置。

五、远程手术机器人常用手术器械

远程手术机器人在手术过程中使用的是机器人专用手术器械，具有 7 个自由度，直径大致可分为 8mm 和 10mm，同时手术器械腕部（图 3-8）可实现 540°末端旋转，便于进行更精细的操作，灵巧地实现缝合打结等动作。另外，由于微创手术技术的约束特征即切入点约束，手术机器人的机械臂和手术器械采用了远端中心运动（remote center-of-motion，RCM）设计，通过控制实现机械臂绕切入点运动，并将这个切入点设置在患者体表皮肤组织中间，最大程度地减少了对患者体表切入点的损伤。

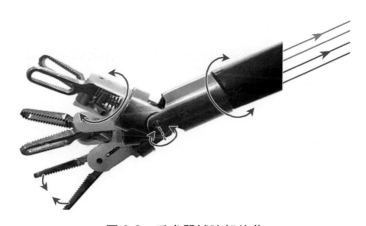

图 3-8　手术器械腕部关节

（一）三维腹腔镜

远程手术机器人使用专用三维腹腔镜，有 0°和 30°两种镜头角度，直径为12mm，术中需要配合 12mm 腹腔镜穿刺器使用。三维腹腔镜消毒方式推荐为低温等离子消毒,严禁使用高温高压灭菌。手术过程中建议准备 60℃ 左右的温水,用保温瓶盛放,用于手术过程中清洁腹腔镜头部。

（二）手术器械（图 3-9）

1. 持针钳类手术器械

远程手术机器人的持针钳通过 10mm 腹腔镜穿刺器进入腹腔,常用的有持针钳和宽持针钳,适合夹持缝合针线打结、连续缝合等操作。

2. 抓钳类手术器械

远程手术机器人的抓钳通过 10mm 腹腔镜穿刺器进入腹腔,适合夹持组织、缝合线等操作。

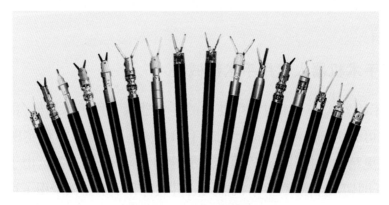

图 3-9　专用手术器械

（三）电能量手术器械

常用的有单极电钩、单极电铲,适合组织分离、凝血等操作;双极抓钳、双极弯形抓钳、双极长孔抓钳适合夹持组织和缝合线,组织切割和凝血等操作;超声手术刀适合抓持、电凝、切割等操作。

第二节　远程手术机器人技术要求及安全处理机制

一、系统架构

远程手术机器人系统的研发是远程手术的关键技术之一。远程手术机器人需要将医师操作端及手术操作端放置于不同物理空间下,这与传统的手术机器人不同。目前,商用手术机器人主要在同一物理空间下使用,若要构建远程手术机器人系统,不仅要考虑其功能是否稳定,还要为其添加可靠的远程通信系统。

其中,远程机器人系统包含患者操作台、医师操作台、附属的腔镜系统和手术器械单元;远程通信系统主要为机器人主从两端的多模态信号的传输提供网络通道。

二、远程信号传输机制

在机器人远程手术中,医师不仅需要发送操作指令控制患者端的机械臂进行手术操作,还需不断确认患者端的反馈信息,以确保手术的安全进行,因此远程信号的传输需要具有较高实时性的双向传输机制。目前的远程通信系统传输硬件主要以上位机为主,针对较高实时性的需求,大多数传输机制采用基于 UDP 的机器人控制信息传输协议。但由于 UDP 传输协议的传输可靠性较低,因此研发一种实时性较高且可靠的传输机制是远程手术机器人未来发展的重要研究方向之一。

三、视频压缩处理机制

随着计算机及医学成像技术的发展,医师可通过 3D 腹腔镜图像获取更宽阔、更清晰的术野,使手术操作更简便、更安全,而医师如何获取分辨率较高的 3D 腹腔镜图像是机器人远程手术的关键技术之一。由于腹腔镜图像为 3D 高清图像,需要较高的带宽和网络实时性,因此在患者端需采用外置高速数据采集卡对图像进行采集和 3D 压缩处理,这能够有效节约系统处理及传输时间,降低图像传输时延;同时增加断点续传功能,可在图像中断后再连接时,从断点续传,确保术中图像的连续性。此前,3D 高清腹腔镜图像远程传输一直受网络带宽的限制,随着第 5 代移动通信技术的发展,如何在 5G 网络环境下稳定传输高清 3D 腹腔镜图像对于远程手术技术的发展尤为重要。

四、远程主从两端安全处理机制

在机器人远程手术中,医师与患者处于不同的物理环境,如何保障"医师—患者"之间的信息对接、操作对接、故障处理等主、从两端安全处理机制,对保证远程手术的安全性和操作性尤为重要。远程手术机器人医师操作台和患者操作台安全处理机制主要受控于通信传输。若通信发生意外情况,比如网络出现连续丢包现象,两端的远程控制箱会立即停止双向信号传输,手术机器人医师操作台和患者操作台两端全部关节处的抱闸立即启用,机器人停止全部动作,同时发出报警信号并进入待机状态,从而保障远程手术的安全。当通信再次连接时,其通过建立机器人主从二次运动学映射机制实现机器人由待机状态切换到连接状态,手术机械臂和器械能够映射主操作端医师的控制信息,从而保证手术过程中远程控制信号的安全有效连接和映射。

（王炳强）

参 考 文 献

［1］ ROSSER JC JR,YOUNG SM,KIONSKY J. Telementoring:an application whose time has come［J］. Surg Endosc. Surgical endoscopy,2007,21(8):1458-1463.

［2］ ChOI PJ,OSkOUIAN RJ,TUBBS RS. Telesurgery:Past,Present,and Future［J］. Cureus. 2018,31;10(5):e2716.

［3］ LEAL GHEZZI T,CAMPOS CORLETA O. 30 Years of Robotic Surgery［J］. World J Surg. 2016,40(10):2550-2557.

［4］ KUO CH,DAI JS,DASGUPTA P. Kinematic design considerations for minimally invasive surgical robots:an overview［J］. Int J Med Robot. 2012,8(2):127-145.

［5］ RUTKOWSKI TM. Robotic and Virtual Reality BCIs Using Spatial Tactile and Auditory Oddball Paradigms［J］. Front Neurorobot. 2016,6;10:20.

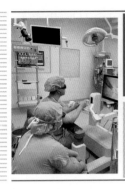

第四章

远程手术主从端基本原理和配置条件

远程手术机器人系统融合了机器人技术、通讯技术、远程控制技术、空间映射算法和容错性分析等关键技术。高清内镜图像通过图像编码器进行压缩后经过网络传输到主手端的解码器进行解码,之后将图像显示至显示器上,医师可通过显示器观测到工具末端的位置和姿态,根据手术需求操作主手;位于主手各关节传感器的信号经实时采集并处理后输出,经过主端通讯控制器将数据包进行封装后,经由专用互联网发送至从手端,从手端的从端控制器对接收到的数据包进行校验、滤波后发送到机器人运动控制器,在运动控制器中进行运动解算,最终从手各个关节所期望的位置输入到各个电机的驱动器,进而控制机械臂完成主端医师所期望的动作。

在远程机器人手术中,内镜采集术中病灶图像信息,经过三维立体图像合成后显示在显示器上,医师通过观察显示器实时获取病人手术区信息,控制主操作手完成切割、缝合等手术操作。手术台助手辅助医师完成器械更换、手术过程辅助并反馈远端状态等任务。主从式微创手术机器人需要采取合理的视频传输和控制策略来保证远程手术机器人操作实现与本地机器人操作等同的效果。

第一节 远程手术主从控制通信方法

互联网不仅有着复杂的物理线路,同时也存在复杂的协议族、校验机制以及网络安全机制。网络延时主要取决于传输距离和数据传输所经过的物理链路,包括经过的路由器个数和路由器处理时间。固定传输节点的传输路线和路由线路通常是一定的,但由于网络存在共享性和竞争性,路由器处理时间和处理任务是变化的,且不同时刻数据包在路由器上的等待时间和处理时间也是随机变化的,因此会产生数据包乱序、延迟等问题。因此,为满足手术操作的严苛要求,需采用专用网络并通过延时补偿和滤波来解决数据传输波动,确保机器人运行的稳定(图4-1)。

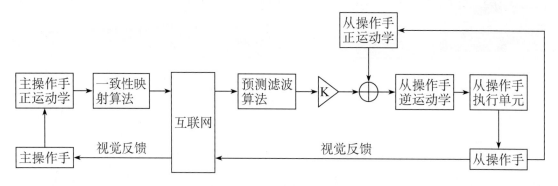

图 4-1　主从机器人控制流程

一、网络控制模型

网络控制系统一般分为两种结构,直接控制和间接控制(图4-2),直接网络控制与传统控制系统的主要区别在于信号的传输方式。直接控制的信号和传感器信号都通过网络传输,并且对其传输的网络没有限制,传输这两个信号流的网

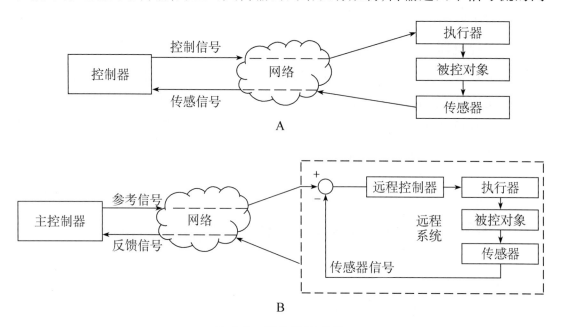

图 4-2　网络控制系统
A.直接控制结构;B.间接控制结构。

络可以是相互独立的。间接控制结构的远程端是一个独立的闭环控制系统,传感器采集的执行器信号直接反馈到远程端的控制系统中,不再反馈到主控制器中,降低网络对信号传输的影响,主控制器只需要将参考信号传输到远程端,远程端可以反馈视频或者传感器信号。

直接控制方式的经典结构如图 4-3 所示。其中传感器节点信息反馈采用时间驱动,执行器与控制器 $C_1(s)$ 基于事件驱动,$D(s)$ 为阶跃干扰信号,τ_{ca} 和 τ_{sc} 代表控制器-执行器延时与传感器-控制器延时。

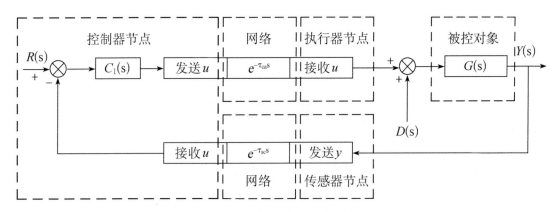

图 4-3　直接控制经典结构

网络控制系统闭环传递函数为:

$$\frac{Y(s)}{R(s)} = \frac{C_1(s)e^{-\tau_{ca}s}G(s)}{1+C_1(s)e^{-\tau_{ca}s}G(s)e^{-\tau_{sc}s}}$$

闭环特征方程为:

$$1+C_1(s)e^{-\tau_{ca}s}G(s)e^{-\tau_{sc}s}=0$$

该系统特征方程中存在延时指数项,导致相位滞后,调节时间增加,超调量增加,影响系统稳定性与控制性能,甚至造成系统故障。

由于网络延时具有时变特点,机器人主操作手位姿数据在网络传输过程中会产生数据包的丢失、滞后或乱序。为消除网络传输的影响,采用包含预测与滤波的间接网络控制方法是更为可行的方案,控制系统流程如图 4-4 所示。已知被控对象传递函数 $G(s)$,预测滤波函数 $G_m(s)$。网络传输过程中只存在主端到从端的延时 $e^{-\tau_{ca}s}$,无从端到主端延时 $e^{-\tau_{sc}s}$。

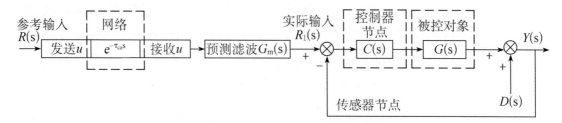

图 4-4　基于数据预测滤波的间接网络控制

控制系统的闭环传递函数为

$$\frac{Y(s)}{R(s)} = \frac{e^{-\tau_{ca}s}G_m(s)C(s)G(s)}{1+C(s)G(s)}$$

假设预测滤波函数 $G_m(s)$ 可以完全消除 $e^{-\tau_{ca}s}$ 的影响，则控制系统的闭环传递函数可以转换为

$$\frac{Y(s)}{R(s)} = \frac{C(s)G(s)}{1+C(s)G(s)}$$

闭环特征方程

$$1+C(s)G(s)$$

该系统只存在网络延时 τ_{ca}，不存在延时 τ_{sc}，经过预测滤波之后可以消除网络延时的影响；然而由于网络延时的随机性，预测滤波函数 $G_m(s)$ 不可能完全消除 $e^{-\tau_{ca}s}$ 的影响，在网络延时较大时存在一定误差。

二、控制系统的搭建与实现

远程机器人数据通信手段有多种途径，包括无线或有线互联网、光纤、5G通信等，同时每种通信方式包含多种不同的通信协议。远程控制系统采用Socket 套字节完成通信协议，原理如图 4-5 所示。为保障远程控制的可靠性，基于 TCP 协议实现运输层，在网络阻塞发生丢包现象时，系统直接接收下一组数据包。

数据包主要包括对主手关节位置的数据采集、数据封装、网络传输、去除纹波（包含白噪声和由于网络延时所导致的数据包乱序）。最终被发送至从手端的控制器，实现机器人从手末端对主手的准确跟踪，整体控制流程如图 4-6 所示。

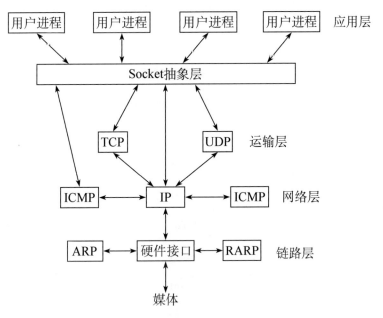

图 4-5　Socket 工作示意图

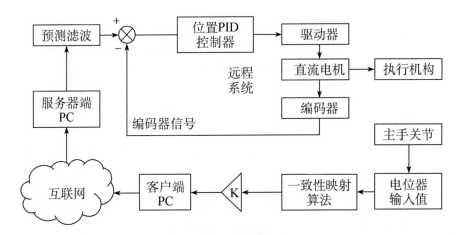

图 4-6　远程控制流程

每次发送数据包为 52 个字节,其中帧头帧尾共占 4 个字节,校验值占 2 个字节,控制信号占 44 个字节。数据包检验采用 cyclic redundancy check(CRC)校验,帧头、帧尾以及帧长校验可保证数据帧的独立性和完整性,而 CRC 校验则能实现对数据帧信息码的差错冗余校验,从而保证数据帧信息的正确性,数据包帧格式如表 4-1 所示。

表 4-1　数据包帧格式

字节编号	数据类型	数据内容
1,2	uchar	帧头
3	uchar	指令编码
4	uchar	帧长
5~44	float	运动信号
45~48	ushort	开关量
49,50	ushort	CRC 校验
51,52	uchar	帧尾

三、控制模型定量分析

为满足远程手术操作要求,需要对拟采用的方法进行测试与验证。为定量分析预测滤波算法实用性,我们搭建远程操作仿真平台,并在主从跟踪系统中随机引入 10~30ms 延时。在未经过预测滤波的主从跟踪实验中,黑色曲线表示主手传感器关节数据变化曲线,红色曲线表示从手电机关节编码器数据变化曲线(图 4-7A),可以看出其主从控制一致性、控制精度较好,但从手滞后严重,通过最小二乘法计算得到延时约为 30~40ms。在经过预测滤波的主从跟踪实验,延时情况明显降低,预测滤波后延时约为 10ms,极大地缓解了从手的滞后特性(图 4-7B)。当主手运动频率低于 8Hz 范围内时,预测效果良好,随着主手运动频率继续增加,预测效果逐渐下降。根据参考人手的运动频率约为 0.3~4.5Hz,使得该算法能够有效提升远程手术操作效果。

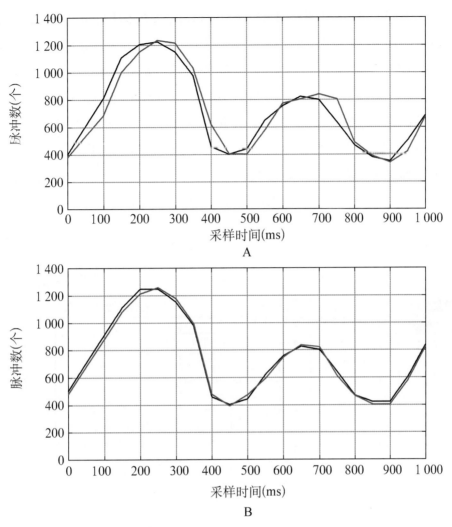

图 4-7　远程主从跟踪实验

第二节　远程手术立体图像传输方法

一、视频编码方式对比

由于系统时延直接影响远程手术机器人的操作性能,因此需尽量减少时延。与本地手术机器人不同,远程手术需要通过互联网传输内镜高清图像,而在一定网络带宽条件下,为保证图像传输的实时性,需通过图像压缩手段来减少数据传输量,图像压缩与解压处理又将引入新的时延。因此,选用一款图像压缩编解码延时低、压缩比高、清晰度高的视频编码标准非常重要。常见视频编码模式有H. 264/MPEG-AVC 编码、H. 265/MPEG-HEVC 编码等。

H.265/HEVC 的编码架构和 H.264/AVC 的架构相似,也包含帧内预测、帧间预测、转换、量化、去区块滤波器、熵编码等模块。为了提高高清视频的压缩编码效率,H.265 采用了超大尺寸四叉树编码架构,并采用编码单元(coding unit, CU)、预测单元(predict unit, PU)和转换单元(transform unit, TU)三个基本单元执行整个编码过程,在提高编码效率的同时又能有效缩短解码时间。在此混合编码框架下,H.265 还具有多个方面的技术优势,例如:基于大尺寸四叉树块的分割结构和残差编码结构、多角度帧内预测技术、运动估计融合技术、高精度运动补偿技术、自适应环路滤波技术以及基于语义的熵编码技术等,其框架图如图4-8 所示。

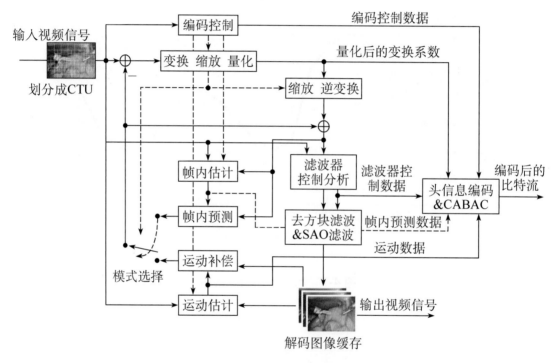

图 4-8 H.265 框架图

CU 类似于 H.264/AVC 中的宏块。H.264 中每个宏块大小限制为 16×16 像素,而 H.265 的 CU 可以选择从最小 8×8 到最大 64×64 像素。如图4-9 所示,图中细节不多的区域(如背景中的病灶组织部分)划分的 CU 大而少,编码后的数据较少;而细节多的地方(如器械部分)划分的 CU 较小而多,编码后的数据较多,这样就对图像进行了有重点的编码,提高了编码效率。

PU 是进行预测的基本单元。H.265 使用 PU 来实现对每一个 CU 单元的预测过程。PU 尺寸受限于其所属的 CU,可以是 64×64 像素的方块,也可以是 64×

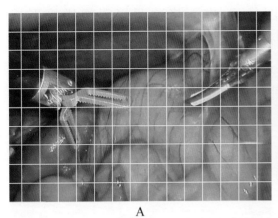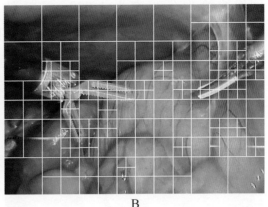

A B

图 4-9　宏块划分示意图
A. H. 264；B. H. 265。

32 像素的矩形。

　　TU 是进行变换和量化的基本单元。H. 265 突破了原有的变换尺寸限制，可支持 4×4 至 32×32 的编码变换，以 TU 为基本单元进行变换和量化。为提高大尺寸编码单元的编码效率，DCT 变换同样采用四叉树型的变换结构。

　　CP、PU、TU 这三个单元的分离，使得变换、预测和编码各个处理环节更加灵活，也有利于各环节的划分更加符合视频图像的纹理特征，有利于各个单元更优化的完成各自的功能。

　　反复的质量比较测试已经表明，在相同的图像质量下，通过 H. 265 编码的视频将比 H. 264 编码的视频体积减少 40% 左右。同时，在码率减少一半多的情况下，H. 265 编码视频的质量还能与 H. 264 编码视频近似甚至更好，因此远程手术的图像压缩方式采用 H. 265 格式编码。

二、立体图像传输方式

　　三维立体图像是由两台摄像机以不同视角拍摄物体，后将图像进行奇偶行交错合成而成。远程手术机器人系统如果将合成好的三维立体图形直接传输，在图像进行压缩与解压缩的过程将会混淆两台摄像机的图像，造成画面混乱。如果将两台摄像机的图像分别传输到主手端，而后进行三维立体图形的合成，由于网络延时的随机性，无法保证传输到主手端的两幅图像为同一时刻的图像，极易导致医师眩晕，且占用带宽较高。

　　远程手术机器人采用的三维立体图像合成过程如图 4-10 所示，在任意时刻三维立体内镜相机输出两幅分辨率为 1 920 ×1 080 的高清图像 A 与 B，将两幅图像缩放为分辨率为 1 920 ×540 的图像 C,进而将这两幅图像拼接形成 1 920 ×1 080 的 Top-Bottom 格式高清图像后,输入到图像编码器进行压缩与远程网络传输,在主手端接收到图像后,通过参数调整,将上下拼接的两幅图像进行奇偶行交错显示,从而形成三维立体图像 D,最终在主手操作端显示器上显示内镜视场下的立体图像。

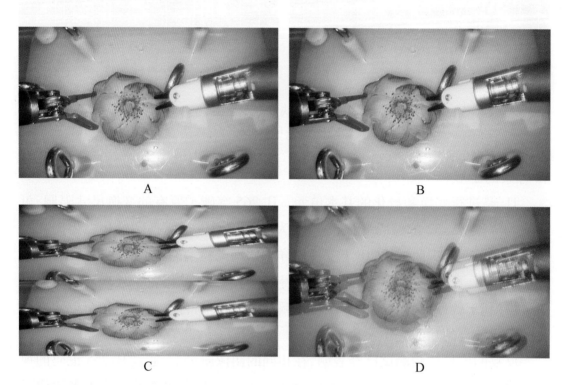

图 4-10　三维立体图像网络传输过程(从左到右依次为 A、B、C、D;A、B 为原始图像, C 为传输图像,D 为传输后合成立体图像)

三、远程手术主从延迟测试及优化方法

在保持高操作精度的前提下,远程微创手术机器人低透明性和网络延迟会延长外科医师的响应时间。通过实验可知,当远程手术延迟超过 500ms 以上时手术风险会明显提高;根据跨大西洋远程"林白手术"的统计,医师能够忍受的延迟为 330ms。对于机器人设备的开发者来说,对系统延迟详细的定量描述将有助于发现不足并不断优化,因此手术机器人延迟测试对手术的安全性与可靠性评估具有重要意义。

本远程机器人系统的时延主要由两部分构成:①主手与从手之间的采样-通信-执行时延;②内镜与显示器之间的拍摄-传输-显示延时。因此需要分别测定这两部分的延迟情况。

（一）机器人系统的时延机理分析

为了能够使远程操作延迟可测量，且能够反映机器人的远程运行延迟，我们搭建了专用测试工装；该工装为单关节机器人，与机器人机械臂等效惯量最大的关节一致，能够反映机器人最大运动延迟。

主从跟踪是指当主从映射产生偏差时，从手跟踪主手消除映射偏差的一种运动过程。在没有视觉反馈下的机器人关节位置跟踪流程如图4-11所示，通过采集主手关节运动信息，传输后向从手控制器发送位置信号；从手关节传感器在驱动运动任务结束后，通过传输向主手控制器传输返回当前位置信号。由于严格的逻辑和时间顺序，主从跟踪不可能完全透明，时延是不可避免并且不能忽视的。一个完整的跟踪过程主要包含以下四个时延成分（$\tau_m, \tau_t, \tau_o, \tau_a$），与此同时，存在5个状态（$S_0, S_1, S_2, S_3, S_4$）与之对应。

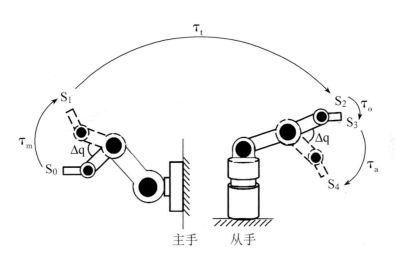

图4-11　单关节位置跟踪流程

τ_m表示外科医师接触主手（S_0）并开始运动直到τ_q（编码器偏转角度）大于D_{thr}（编码器能够检测到的最小阈值）的时延，状态S_1为命令触发时刻。τ_t是由于控制信号传输造成的传输延迟。状态S_2表示从操作手控制器获得控制信号的瞬间。τ_o表示数据处理的延迟。τ_o从状态S_2持续到状态S_3当控制系统获得到可用的信号指令。τ_a表示伺服系统驱动从手完成期望任务所用的时间。它与从手的驱动刚度、惯性、负载、弹性形变以及响应速度有关。在这四个时延源里，τ_a是时延最长的部分。当从手到达期望位置时表示跟踪任务完成。

视觉反馈系统中的延时主要存在于视频捕获、数据处理和显示部分（图4-12）。

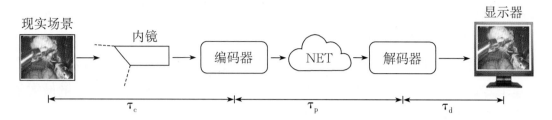

图 4-12   远程手术机器人视觉反馈系统

τ_c 表示内镜采集图像到输出视频数据的时间;τ_p 表示图像信号处理与远程传输所用的时间,包括编码、解码、网络传输等过程消耗的时间;τ_d 表示图像显示刷新时间,LCD 表示显示屏的刷新周期,一般为 5~20ms。

在远程手术中,由于许多额外的时延被引入,且商业互联网固有的阻塞丢包特性,在网络带宽有限且用户量高的时段,时延的波动性会更加明显,进而影响视频反馈的流畅性。

(二)机器人系统时延测量

基于所搭建的单关节延时测试工装,在笛卡尔空间坐标系与关节空间坐标系下时延测试模型如下:

模型 1:在笛卡尔空间坐标系下,在一个跟随单元中的每一时刻,从手末端位姿与主手末端映射后的相对位姿越近,系统位置透明度越高、时延越小(此为末端比较法)。

$$Q_{\mathrm{pot}} = \left| \frac{\lambda_m {}_E^B T_m - \lambda_s {}_E^B T_s}{\Delta t} \right|$$

模型 2:在关节空间坐标系下,在一个跟随单元中的每一时刻,从手关节角度 q 与所对应的主手关节相对差值越小,时延越小(此为关节比较法)。

$$Q_{\mathrm{pot}} = \left| \frac{q_{m(k)} - q_{s(k+1)}}{t_k - t_{k+1}} \right|$$

针对模型一同时获取主从末端位姿较困难,此处选择模型二,在关节坐标系下评价其延时大小,基于所搭建的单关节工装即可完成测试,引入的误差也较小,能够相对准确地反映机器人远程操作下的时延状态。

采样-执行延时测量方法如图 4-13 所示。输入黑色矩形条通过法兰联轴器固定在测试工装的主手的输入关节上,绕其中心做匀速转动并与主手编码器保持同步。另一个相同的矩形条安装在测试工装对应的从端转动关节上。这两个矩形条必须严格固定在其运动源上，避免在实验过程中出现任何方向上的位置移动。将外置相机以一个合适的视野放置在实验装置之前，以至于该相机可以同时记录这两个矩形条的方位。这两个矩阵条之间的角度差可以直接转化为系统时延。

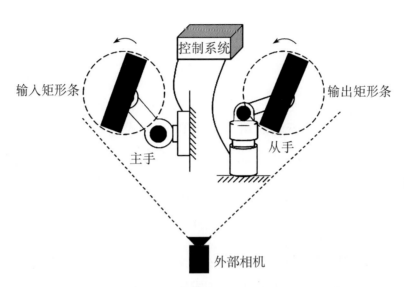

图 4-13　机器人系统单关节采样-执行时延测量

实验之前，两个矩形条的初始方向需要被预先测得，在后续的测量过程中消除初始方向不同对实验结果造成的影响。通过自动图像处理技术来测量所获取图像中黑色矩形条的角度值，主要包括以下四个步骤：①对感兴趣区域图像分割；②直方图均衡化；③图像二值化；④角度计算。

矩形条的偏转角度计算采用图像矩算法。m_{pq} 表示第 $p+q$ 图像二维几何矩，如下式所示：

$$m_{pq} = \sum_x \sum_y x^p y^q I(x,y)$$

其中，(x,y) 和 $I(x,y)$ 分别表示某像素点坐标和该像素点亮度。

矩形条的中心为 (x_c,y_c)，计算公式如下：

$$(x_c,y_c) = \left(\frac{m_{10}}{m_{00}}, \frac{m_{01}}{m_{00}} \right)$$

其中，m_{10} 表示当 p 和 q 分别取 1 和 0 时的第 1+0 图像二维几何矩，m_{01}，m_{00} 同理如此。

矩形条的中心矩为 u_{pq}，计算公式如下：

$$u_{pq} = \sum_x \sum_y (x-x_c)^p (y-y_c)^q I(x,y)$$

根据图像处理中惯性矩函数，角度 θ 为：

$$\theta = \frac{1}{2}\tan^{-1}\left(\frac{2u_{11}}{u_{20}-u_{02}}\right)$$

其中，u_{11} 表示当 p 和 q 分别取 1 和 1 时图像的中心矩，u_{20}，u_{02} 同理如此。

最后，机器人采样-执行延时可以通过以下公式计算得到，其中 θ_d 和 θ_{d0} 分别表示主从矩形条之间当前角度差和初始角度差，v_r 表示主手矩形条的转速。

$$\tau_r = \frac{\theta_d - \theta_{d_0}}{v_r}$$

1. 单关节反向间隙测量　微创手术机器人采用了较多丝传动机制，由弹性变形和传动间隙造成的反向迟滞也是造成机器人迟滞性以及影响操作精度的重要因素之一。可以通过控制器中间隙补偿算法来消除反向间隙的影响，然而精确的间隙测量是补偿的前提和基础。

反向间隙测量的原理如图 4-14 所示，被测主手关节上的输入矩形条执行往复周期运动：首先顺时转动一定时间，接着静止一段时间和相同时间逆时针转动，最后停止一段时间。从手关节上的输出矩形条跟随主手运动执行相应的周

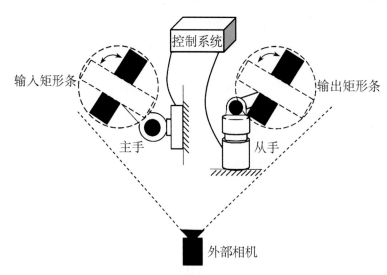

图 4-14　单关节反向间隙测量

期运动。在输入矩形条开始运动之前,被测系统需要通过预张紧来消除机械间隙和弹性形变的影响,整个测试过程被外部相机实时的记录下来。在机器人内部延时和反向间隙延时的影响下,理想的主从跟踪轨迹如图 4-15 所示。

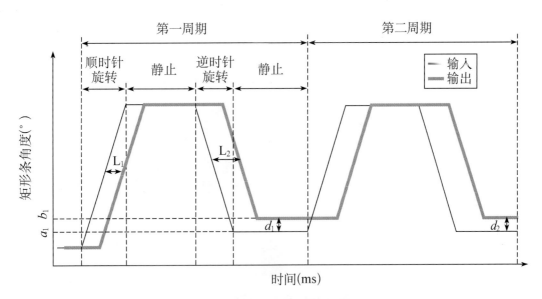

图 4-15 往复周期运动的理想跟踪结果

由于系统内部延时和反向间隙造成的延时 L_2 大于仅仅由系统内部延时造成的时延 L_1。在反向间隙的影响下输出矩形条的角度变化趋势并不完全重合于输入,从手的运动范围要小于主手的运动范围。在第 i 个往返运动周期中反向间隙 d_i 根据如下公式可得,

$$d_i = b_i - a_i$$

为了减小误差,反向间隙的最终测量结果 d 通过多个周期求平均值获得,如下公式所示,其中 n 表示往复运动的周期数,

$$d = \frac{\sum_{i=1}^{n} d_i}{n} = \frac{\sum_{i=1}^{n} (b_i - a_i)}{n}$$

2. 整体系统的延时测量 系统总时延的实验测量原理如图 4-16 所示,内镜对准与被测关节相对应的从手关节上的矩形条。现实场景经内镜捕获后在工作站中数字化并传输到 LCD 显示器上进行显示。

图像工作站显示器上显示的内容与从手运动场景除了存在一定的滞后以外

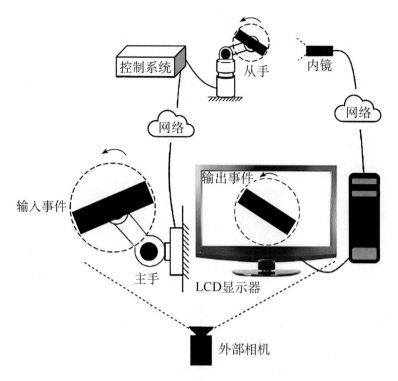

图 4-16 系统总延时测量

完全相同。外部相机需放在一个合适的位置,使它的视野可以同时完全覆盖主手运动过程和显示器屏幕。系统整体时延 τ_r 可以通过如下公式获得。

$$\tau_r = \frac{\theta_d - \theta_{d_0}}{v_r}$$

3. 图像提取角度算法 如图 4-17A 所示为外部单反相机获取的从手矩形条跟踪视频图像中的某一帧图像,通过图像处理技术边缘检测算法检测黑色矩形条边缘,检测结果如图 4-17B 中绿色直线所示,利用如下公式计算矩形条边缘直线中每点像素与某直线距离平方和的最小值,该直线角度则为矩形条的角度值。

$$x^2 = \sum_{x=0}^{m-1} \sum_{y=0}^{n-1} r_{xy}^2 f(x, y)$$

由于显示屏是按照从左到右从上到下的顺序逐个像素刷新的,当矩形条转动时会出现如图 4-18A 所示的情况,其边缘是由若干条错位的线段拼接而成的边缘轮廓,这将对边缘检测产生一定的影响,使其测量精度降低。虽然在静止或者低速运转的情况下,该方法依然具有较高的测量精度,但是当速度增加到一定

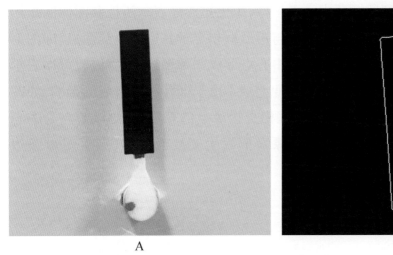
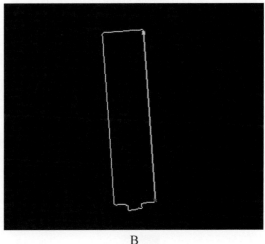

图 4-17 边缘检测算法

程度,会出现如图 4-18B 所示现象,黑色矩形条的两条长边不再平行,如强行以某条边为检测对象,当矩形条匀速转动时其测试的角度值不是均匀变化,转而为周期性变化。按照强行检测某条边的算法显然不合适,因此需要利用背景叠加法进一步处理。

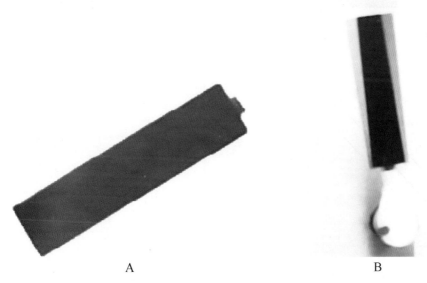

图 4-18 边缘检测算法存在的问题

首先对通过外部相机捕获的图像中若干帧图像的背景进行叠加,如图 4-19A 所示。左右两个叠加后的图形分别对应从手和主手,以从手叠加后的图像为例,检测该图的圆形边缘,如图中蓝色圆圈即为检测后的边缘,得到边缘函数后,即可得到该圆的中心点坐标。然后分别对每一帧图像进行处理,如图 4-19B

所示,蓝色点表示检测到的圆环中心点坐标,黑色矩形框表示所捕获图像的矩形条,以蓝色点为圆心一定长为半径的圆与矩形框相交于其边缘上的两点,即图上的黑点,连接蓝色中心点与两个交点的中心点形成一条直线,该直线就可以表示矩形条的角度值,此方法可以在一定程度上减小由于屏幕刷新造成的影响,如图4-18所示。图4-19C表示寻找与矩形框相交边缘点的算法,检测以蓝点为中心的圆上的像素值,当圆上的像素点的像素值发生突变时,即找到了矩形条边缘点。

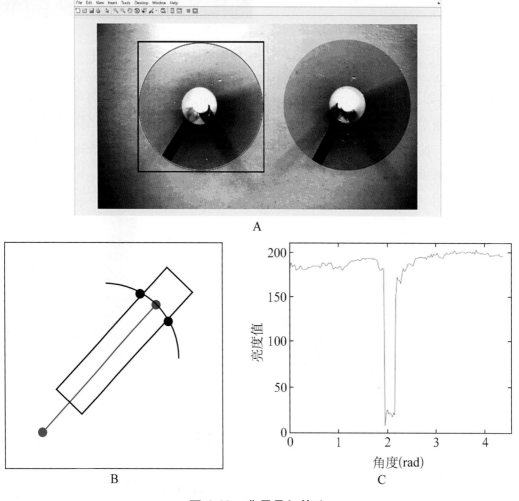

图 4-19　背景叠加算法

4. 空间校准与误差分析　通过以上方法获得的时延测量精度与空间校准存在紧密的关系。理想的空间校准如图4-20A所示,输入和输出矩形条的坐标平面需严格平行于外部相机的观察平面,而且输入和输出矩形条末端运动轨迹在外部相机平面上的投影需要是圆形,而非椭圆。通过空间校准,输入矩形条从 S_0 转到 S_1 等同于输出矩形条从 a_0 转到 a_1。误差分析实验如图 4-20B 所示,运动跟踪过程包括三个阶段:停止-运动-停止。输出矩形条的变化趋势除了存在一定的时延以外,完全等同于输入矩形条的变化趋势。图 4-20C 所示为输入输出矩形条的角度差(输入减输出)。当时延为恒定时,运动阶段的角度差保持恒定,且大于其在静止情况下的角度差。图中 d_1,d_2 表示初始角度差和最大角度差。

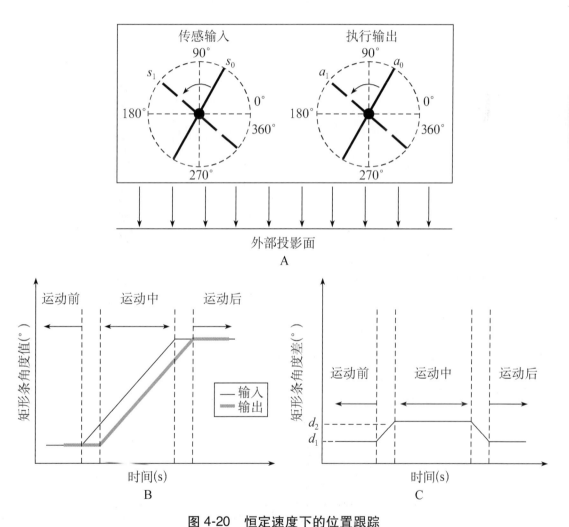

图 4-20　恒定速度下的位置跟踪
A. 理想空间校准;B. 随时间的理想角度变化;C. 随时间的理想角度差变化。

5. 时延测量结果　在天津大学北洋园校区与天津市未来科技城(相距 40 公里)之间进行测试,如图(图 4-21)表示简化的机器人系统在转速为 3r/min 的情况下时延随时间变化情况。初始角不同时经过多次重复实验结果基本一致。

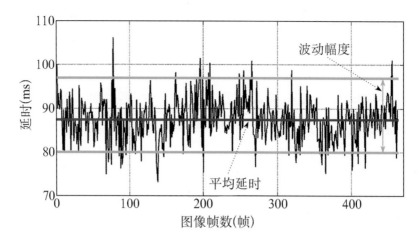

图 4-21　简化机器人随时间的时延变化情况

在转速为 3r/min 的情况下,主手关节转动一周和从手关节跟随其转动一周在外部照相机上捕获的图像帧数是相同的。因此可以得出主手关节转速等于从手关节转速,机器人控制系统具有良好的跟踪性能。

如图(图 4-22)所示为不同转速下(2、4、6、8、10r/min)时延测量的平均值和波动范围。从图中可以看出,被测系统的平均延迟时间几乎保持不变。

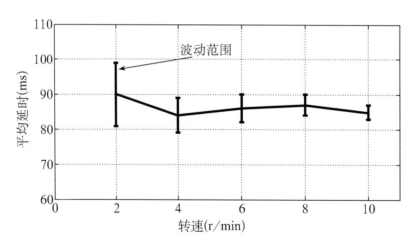

图 4-22　不同转速下的平均延时和延时波动范围

通过(图 4-14)所示的实验方法,在转速为 4.5r/min 的情况下前三周期的跟踪结果如图(图 4-23)所示,红色曲线表示主手输入关节,蓝色曲线表示从手输出关节。

第一和第二个放大图分别表示跟踪曲线的第一个上升阶段和第一个下降阶段。测试结果与理想情况下的预期几乎完全相同。由系统内部时延和反向间隙

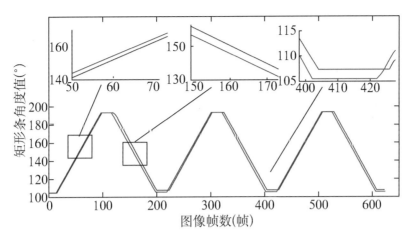

图 4-23 位置跟踪测试结果

时延造成的时延要大于仅仅由系统内部时延造成的延时。最终的反向时延结果可由如下公式获得,实验结果得出反向间隙大约在 $1.8°$ 左右(n 取 10)且与主手转速无关。考虑到矩形条的最大角度测量误差小于 $0.1°$,所以反向间隙在 $1.7°$ 到 $1.9°$ 的范围之内。

$$d = \frac{\sum_{i=1}^{n} d_i}{n} = \frac{\sum_{i=1}^{n} (b_i - a_i)}{n}$$

如图(图 4-24)给出了基于视觉反馈的远程主从机器人系统以 3r/min 速度匀速转动一周,其整体延时随时间的变化情况,延时平均值为 187ms。

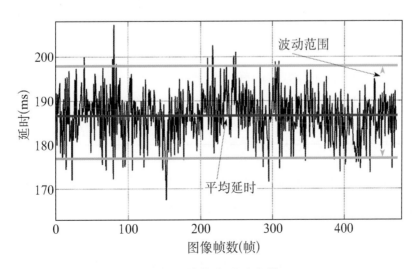

图 4-24 整体延时分布情况

在转速分别为 2、4、6、8、10r/min 的情况下,测得远程系统总时延结果如图所示(图 4-25)。从图中我们可以得出,简化的主从机器人的系统总时延约为 187ms。由于远程系统中主从操作手不在同一地理位置,实际情况并不统一;所以这种固定时间或地点间测量的机器人采样-执行延时结果,仅在限定情况下具有参考意义。

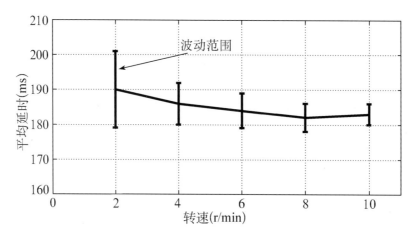

图 4-25　不同转速下的平均延时和延时波动范围

综上所述,基于视觉反馈的主从式微创手术机器人时延测量方法,通过图像处理技术将输入和输出矩形条之间的角度差转换成时延值。在测试机器人系统时延之前,首先对该测量方法的测量精度进行了定量分析。实验结果表明,测量系统在测量关节的旋转速度小于 12r/min 的情况下,该测试方法最大误差小于8ms。因此,该方法能够满足实际需求,有效地测量系统延迟。在上述测量环境及条件下,可以看出所设计工装(简化机器人系统)延迟约为 85ms,加入网络传输后图像下综合延迟约为 187ms,所设计工装的单关节反向间隙在 1.7°~1.9°范围内。该测试结果,在临床实验前较为完整地测试了远程手术机器人的系统延迟,在理论上保证其可靠性达到了使用要求。

四、远程手术机器人主从端配置

在上述测试结果基础上,结合微创手术机器人本身架构及对信号、视频的传输需求,我们设计了基于 5G/互联网专线的远程通讯控制系统,集成远程手术机器人,总体架构如图所示(图 4-26)。

主端通讯控制箱是机器人医师操作端各类信息在网络条件下收发及控制模块。其由箱体、图像编解码单元、电源单元、网络通讯单元、运动控制与信号处理

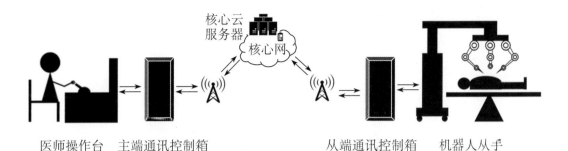

核心云服务器　　核心网

医师操作台　　主端通讯控制箱　　从端通讯控制箱　　机器人从手

图 4-26　远程微创手术机器人总体架构

单元、状态显示单元、交互单元、接口单元等组成,各个单元的功能如下。

箱体:集成各组成单元,方便整体运输。

图像编解码单元:由图像编码器组成,用于对立体内镜双路图像的编解码,并在远程手术两端进行传输。

电源单元:为符合医疗规范的开关电源,用于箱体内部各单元供电。

网络通讯单元:为专用工控机,用于在远程手术两端传输控制信号,并监控网络状态。

运动控制与信号处理单元:与网络通讯单元交互,可采集主手运动信息,并可主动控制主手的运动。

状态显示单元:用于显示网络通讯单元以及运动控制与信号处理单元的工作状态。

交互单元:人机交互接口,用以设置网络连接、启动/停止数据传输等,并可通过提示音等向操作者反馈机器人运行状态。

接口单元:包括供电接口、网络接口、视频输出接口、脚踏开关信号采集接口,机器人主端运行数据输出接口等。

主端通讯控制箱如图所示(图 4-27),其工作流程为:将机器人主端本身接口以及主端医用监视器与主端通讯控制箱连接,再通过 RJ45 接口将主端通讯控制箱接入互联网,同时通过接口单元供入 220V 交流电,开机启动。

系统工作时,机器人医师操作台数据通过 EtherCAT 与运动控制与信号处理单元连接,该单元即可获取对应运动信息数据、操作者对机器人的各项设置(如:运动比例选择)、对能量工具的控制信息等;这些信息可上载至网络通讯单元,并通过专用网络发送至从端通讯控制箱。与此同时,运动控制与信号处理单元还通过网络通讯单元下载从手机器人的运行信息,并根据下载信息控制主操作手运动及通过医师操作台的触摸屏显示手术过程状态。

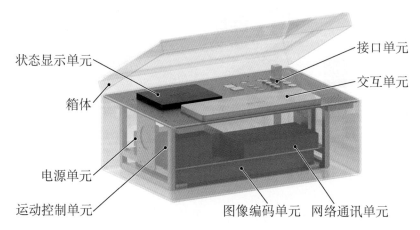

图 4-27　主端通讯控制箱

与此同时,图像编解码单元通过网络接收从端通讯控制箱发送的编码后的内镜立体影像数据,并对数据进行解码,并通过接口单元的输出至主端立体影像显示器,为主端医师提供术野信息。

从端通讯控制箱是机器人从手端各类信息在网络条件下收发及控制模块。其由箱体、图像编解码单元、电源单元、网络通讯单元、能量器械控制单元、状态显示单元、交互单元、接口单元等组成,各个单元的功能如下。

箱体、电源单元、网络通讯单元、状态显示单元:同主端控制箱。

图像编解码单元:由图像编码器组成,用于对立体内镜双路图像的编解码,并在远程手术两端进行传输。

能量器械控制单元:由 PLC 模块组成,用于模拟激发能量工具主机输出的控制信号。

交互单元:人机交互接口,用以设置网络连接、启动/停止数据传输等,并可通过提示音等向从端助手反馈机器人运行状态。

接口单元:包括供电接口、网络接口、视频输入接口、机器人从端运行数据输出接口等。

从端通讯控制箱工作流程如下:将机器人从手本身的通信口与从端通讯箱通过网线连接,再将从端通讯控制箱通过 RJ45 接口接入互联网,同时通过接口单元供入 220V 交流电,开机启动。

系统工作时,网络通讯单元通过互联网接收来自主端的运动控制信号,并将该信号发送至位于机器人从手内部的运动控制器,控制从手机械臂运动;同时,从控制信号中解析出的能量工具激发信号则发送至能量器械控制单元,控制能量器械主机,以达到对能量工具的激发控制目的。

与此同时,机器人从手端的立体影像系统通过接口单元对应接口,将立体影像发送至图像编解码单元,图像编解码单元对图像信息编码形成图像数据,通过互联网发送至机器人主端通讯控制箱,为主端医师提供术野信息。

五、远程手术机器人的使用

为保证远程操作的流畅性与安全性,需提供两路带宽不低于 50Mb 的专用网络,网络延迟应小(测试平均延迟一般不应超过 30ms),延迟波动稳定。

远程手术操作医师应接受系统充分的手术机器人本地及远程环境下的主刀医师操作培训。操作医师还需熟悉机器人的操作模式及操作规范,能够及时知晓机器人反馈的各项运行状态提示的含义,能够准确地根据手术要求对机器人进行干预,确保远程手术安全。

远程手术操作助手应接受系统充分的手术机器人本地及远程环境下的助手操作培训。助手还需熟悉机器人的操作模式及操作规范,能够及时知晓机器人反馈的各项运行状态提示的含义,能够准确地根据手术要求对机器人进行干预,确保远程手术安全。

远程手术机器人的辅助人员应熟悉机器人连接、设置及测试的各项流程,机器人与各模块之间的连接应准确、可靠。机器人实施远程手术前 2 小时应进行全面的测试,需涵盖机械、通讯、控制、运动、传感等各个方面,完成机器人的初始化及操作测试。

(李建民 苏赫)

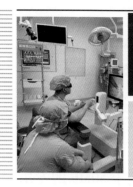

第五章

远程手术组网方案和网络安全保障

第一节 远程手术网络支撑建设和组网方案

远程手术网络支撑建设和组网方案是保障远程手术顺利开展的核心技术之一。自远程手术概念出现到第一例远程手术实现，再到目前远程手术的蓬勃发展过程中，采用何种网络通信模式保证信号数据传输稳定、快速高效，最大程度减少远程通信带来的手术操作时延和远程信号中断导致的手术失败，一直是远程手术系统设计者和使用者必须首先考虑的技术问题。

一、传统组网方案

（一）光缆专线组网方案

2001年法国 Jacques Marescaux 教授通过 Zeus 机器人系统完成的世界上第一例远程手术，即 Lindbergh 手术，就是采用了海底光缆专线传输网络。光缆专线接入方式就是主操作端和从操作端通过光缆专线直接连接，此种网络连接方式具有频带宽、容量大、信号质量好、可靠性高等优点，但是其最大的缺点是点对点物理连接的限制，需要专门架设和维护光缆专线，费用极为高昂，因此最终未能得到推广。

（二）卫星通信组网方案

卫星通信组网就是利用人造地球卫星作为中继站来转发无线电波进而实现两个或多个地球站之间的互联互通。卫星通信具有覆盖范围广、通信容量大、传输质量好、受地域条件限制小、组网方便迅速、便于实现全球无缝连接等众多优点。卫星传输的主要缺点是音视频会有大约0.6s的延迟，用户端卫星信号收发设备和信道使用费较高,对维护人员有较高的专业要求。卫星通信组网方式可以提供数兆以上的通信速率,目前主要用于机动医疗应急救援设备以参与远程医疗。

(三) ADSL 互联网接入组网方案

该组网方案是指客户端网络或设备都通过非对称数字用户线路(asymmetric digital subscriber line,ADSL)接入互联网,借助互联网形成互联互通的网络。此种组网方式通常可以提供最高 3.5Mbps 的上行速率和最高 24Mbps 的下行速率,各省市接入费用通常在每年数百元至数千元之间。由于数据流要经过公网,与其他用户数据流共享公网带宽,当公网资源不足时,实际可用带宽就会下降,并且上下行带宽不一致。因此,使用此种方式组网,带宽稳定性较差,对带宽稳定性要求较高的双向音视频交互应用会产生不利影响,如发生视频不流畅等现象。但其组网方便、成本低于专网和光纤互联网接入方式。因此,可用于县级以下医院间构建使用软件视频的远程医疗系统。部分医院自建的使用软件视频的远程会诊系统部分采用此种组网方式,是目前小机构用户和个人用户最常用的互联网接入方式。

(四) 3G/4G 通信组网方案

该组网方案即客户端和数据中心都通过 3G/4G 通信方式接入互联网,从而形成互联互通的网络。当多个用户发生业务关系时,信息流通过互联网到达对方设备。由于数据流要经过 3G/4G 和公网两个瓶颈的制约,与其他用户数据流共享公网带宽。当 3G/4G 信号较弱和公网资源不足时,实际可用带宽就会下降,并且上、下行带宽不一致。因此,使用此种组网方式,带宽稳定性同样较差,对双向音视频交互应用会产生不利影响。

二、目前新兴组网方案为远程手术可选组网方案

(一) 5G 通信组网方案

1. **5G 概述**　5G 即第 5 代移动通信技术(简称 5G)是目前最新一代蜂窝移动通信技术,也是继 4G(LTE-A、WiMax)、3G(UMTS、LTE)和 2G(GSM)系统之后的延伸。5G 技术具有高数据速率、低延迟率、高系统容量和大规模设备连接性、低成本和低能源消耗等优势,是实现新技术的承载网络,5G 技术的发展为远程手术的进一步发展带来了革命性的推动作用。

国际电信联盟(ITU)定义了 5G 的三大类应用场景,即增强移动宽带(eMBB)、超高可靠低时延通信(uRLLC)和海量机器类通信(mMTC)。eMBB 主

要面向移动互联网流量爆炸式增长的需求,为移动互联网用户提供更加极致的应用体验;uRLLC 主要面向远程医疗、工业控制、自动驾驶等对时延和可靠性具有极高要求的垂直行业应用需求;mMTC 主要面向智慧城市、智能家居、环境监测等以传感和数据采集为目标的应用需求。为满足 5G 多样化的应用场景需求,5G 的关键性能指标更加多元化。其中高速率、低时延、大连接成为 5G 最突出的特征,用户体验速率达 1Gbps,时延低至 1ms,用户连接能力达 100 万连接/平方公里。

2. 远程手术 5G 组网方案

(1)5G 远程手术网络通信体系架构:手术机器人有两路网络通信的需求,一路为机械臂的远程控制,一路为手术腔镜视频的回传(图 5-1)。为保障手术的顺利进行,使用两路双 5G 多重保障的网络,确保网络稳定可靠、网络时延满足远程医疗要求。采用 5G 高性能新型室内分布系统(pico RRU,简称:室分)进行无线覆盖,保障 5G 接入侧网络稳定可靠。使用专用 5G 核心网络设备,确保两端网络低时延,保障系统的独立性和安全性。新型室分使用覆盖区域新型分布式皮基站(pico site,简称:皮站)进行室内覆盖,同时配置不间断电源(uninter-ruptible power supply,UPS)后备电源保障供电。

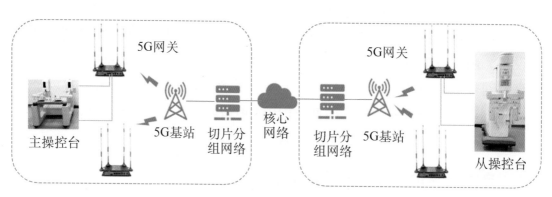

图 5-1　5G 远程手术网络通信系统拓扑图

5G 网络采用网络切片技术可以显著提高远程手术的网络传输速度和安全性。随着 5G 技术的发展,切片分组网络(slicing packet network,SPN)应运而生,SPN 网络是新一代的传输网络架构,其具备大带宽,切片隔离、低延时及时间同步特性。弹性以太网或灵活以太网技术(FlexE)与 SPN 绑定使用,灵活实现从一个较大的物理链路创建成较小的物理通道,以保证服务质量和在传输层间切片的隔离。SPN 技术是中国自主原创的光纤网络传输技术架构,已经被应用于中国的 5G 网络组网传输中,实现了 TDM 传输技术和分组传输技术的有机融合,契合 5G 无损、高效承载需求。SPN 传输技术具备大带宽、超低时延、超高精度同步、灵活管控和网络切片等优势。

目前 5G 通信组网方案在远程会诊、远程急救、远程诊断、远程医学教育等远程医疗领域均取得飞速发展和广泛应用。在远程手术领域,青岛大学附属医院牛海涛远程手术团队曾报道 5G 网络连接方案远程术中总延迟时间约为 264ms,Wirz 等认为远程手术时延应控制在 300ms 以内,理想的延迟时间为小于 100ms,而时延大于 300ms 则可能会导致仪器处理不准确等问题,因此 5G 通信组网方案能够满足远程手术要求。此外,5G 网络还具备多连接性等潜在优势,能同时连接负载更多种的数据,比如远程手术中的多模态数据,其主要是指患者的各种生理指标和手术机器人采集的数据,包括:脑电图(electroencephalogram,EEG)、温度、呼吸频率、血压、心电图(electrocardiograph,ECG)、肌电图(electromyography,EMG)以及图像、音频、视频等。

(2)手术现场通信方案:在条件允许情况下,可使用电视电话会议系统或 5G 智慧床旁车,实现手术主控端及被控端的语音及视频通话保障(图 5-2)。如不具备上述条件,则可以使用手机实现双方的语音通话,实现手术两地医师之间的沟通,应具备无线或有线耳机以保障医师沟通的便利性和实时性,并避免外界干扰。

(3)5G 远程手术网络通信质量及手术设备监测方法:远程手术中对网络进行 PING 测试,两路均实时进行测试,对网络时延进行监控。为降低对网络的冲

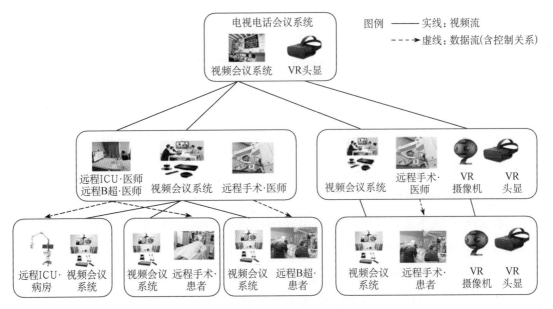

图 5-2 5G 远程医疗视频会议系统拓扑图

击,PING 包的大小设置为最小。在术中有如下三个保障方案,按照如下优先顺序实施:第一方案为控制及视频传输双 5G,第二方案为两路传输,分别使用 5G和专线,第三方案为两路传输双专线。首先采用两路传输需求双 5G 的第一方案,如果网络质量出现问题,导致时延增大或机器人控制困难,则顺延为第二方案及第三方案。

（4）5G 远程手术网络及手术设备故障判定标准:手术所用的 5G 网络理想时延应在 30ms 以内,专线时延应在 10ms 以内,如果 5G 或专线 3min 内的平均时延超过 50ms,或瞬时时延开始出现抖动不稳定的情况,则启动倒换方案。5G 线路与专线线路的切换应在 3min 内完成,以保障手术的顺利完成。

（二）光纤专网组网方案

光纤专网组网方案就是把用户局域网或设备,通过专线方式汇接于一点,形成星状网,多个专网通过级联也可形成树状网。光纤专网通常采用同步数字体系(Synchronous Digital Hierarchy,SDH)技术构建,专网与公网物理隔离。因此,从应用角度具有安全性好、带宽稳定、终端设备接口标准化程度高等优点。其缺点是与互联网组网方式相比,组网成本较高。此组网方式可提供 2M 以上直至10G 的全光透明通道,提供点到点、点到多点的数据、图像、音频传输服务,适用于对音视频交互质量要求高、使用频繁、影像数据量较大的省市区域内县级以上医院间远程医疗系统组网。

具体远程手术实施过程中,专线采用分组传送网(packet transport network,PTN)承载,网络采用双平面、双路由、双设备、双电源进行安全运行保障。在维护方面,具备 7×24 小时全天候调度和维护能力,可快速实现故障的抢修和修复。上述网络保障应至少于术前 1 天完成部署,并完成网络调测,网络调测完成后,与手术机器人进行联调,确保 5G 及专线均能够承载手术任务。组网采用容灾机制,5G 设备及落地专线通过主备传输设备进行保护,并使用双路由、双环路方式保障传输的可靠性。设备均由 UPS 进行电源保障,如电源无法保障,则应考虑电网双电源保障或油机保障。

（三）聚合网络技术

聚合网络技术是由 5G 融合通讯终端和云端构成。5G 融合通讯终端将腔镜的 2 路 1 920×1 080 P60 视频信号进行采集,并进行 3D 信号合成及 3D 信号编码,通过多个 5G 链路进行聚合传输,云端部署了服务器,服务器上装有 5G 融合通讯系统软件,实现了异构多链路聚合传输的服务端功能。在聚合网络技术方面,手术腔镜视频信号和控制信号传输采用异构多链路网络聚合传输技术以提高传输效率及稳定性。控制命令信号由主手发出，通过聚合链路连接至主手旁的 5G 融合通讯网关，网关将控制信号通过网口接入 5G 网络进行传输。云端部署装有 5G 融合通讯系统软件的服务器，该软件在内核层实现了异构多链路聚合传输的服务端功能，支持上行聚合和下行聚合。因此，聚合网络技术具有信号稳定，传输速度快，不受环境限制，普适性强的优势，在未来远程手术中具有很好的应用潜力。

（四）确定性网络

确定性网络是一种能够为不同用户和业务提供端到端网络服务质量保障的一种新技术，可为远程手术提供差异化的业务服务。其确定性体现在三个方面，一是安全隔离确定性，通过切片技术对网络进行逻辑或物理分割，并通过接入用户授权、数据存储过滤和传输安全检查等措施实现安全隔离。二是时延和抖动确定性，5G 时代许多网络应用，例如远程机器人手术、无人驾驶、VR 游戏等，需要将端到端时延控制在数毫秒，将时延抖动控制在微秒级。三是带宽确定性，流量时代对上行和下行带宽提出了更高的要求。远程手术对网络时延、抖动、丢包率、冗余保护与快速切换有着极为严苛的指标要求，确定性网络正是实现这些标准的关键手段，它能够配合网络切片与边缘计算，实现人工智能等技术下沉基层，推动数据与 5G 的"云边端"功能相融合，充分调动 5G 独立组网的优势特色，调整网络架构，满足远程手术的整体需求。因此，确定性网络在未来远程手术中亦具有很好的应用潜力。

（辛海燕　张昕）

第二节　远程手术网络安全保障措施

在 5G 网络时代，网络安全仍是重要话题。对于远程手术而言，网络安全是手术正常进行的关键和保障；但在远程手术实际应用环境中，任何一个 5G 设备的接入都可能会成为网络攻击的入侵点，这意味着 5G 网络将面临更多潜在的网络攻击。物理设备和网络连通之后，使原来针对数字空间的攻击可延伸到对物理设备的伤害。5G 网络采用网络切片及 5G 专网组网方案，专线应使用虚拟专用网络（virtual private network，VPN）隧道保障专线的网络安全。同时，在网络两端，应增设防火墙设备以避免遭受网络攻击，从而确保网络安全、保障手术顺利实施。本节主要阐述远程手术中通信技术所需的网络安全方案。

一、5G 环境下对安全保障的需求

远程医疗组网方案采用 5G 网络作为数据传输链路时，由于 5G 中新技术的引入和互联网终端设备的大规模使用，可能出现一系列安全风险。在 5G 网络域内，存在不同的网元如 5G 基站（next generation node B，gNB）、5G 核心（5G core，5GC），而网元内部又存在不同的功能模块，如 gNB 内分为控制单元（control unit，CU）单元和分布式单元（distributed unit，DU），5GC 内部包含 AMF 协议（action message format）、SMF 格式（standard MIDI file）、UPF 功能（user plane function）等。网元之间、网元内部不同模块之间存在一系列接口，这些接口存在传输数据被窃听和篡改的风险；还可能存在非法网元仿冒接入网络，获取网络传输信息的风险。在 5G 网络的互联网出口处，需要保证用户数据传输过程中不被泄露、篡改，以及防止互联网侧遭受分布式拒绝服务（distributed denial of service，DDOS）攻击。因此针对 5G 远程医疗中的安全风险，我们可分析出如下安全需求。

（一）网络边界防护安全需求

来自网络外部的危险，如网络层攻击、漏洞利用攻击、应用层木马病毒、结构化查询语言（structured query language，SQL）注入、跨站脚本攻击、恶意代码等，这些危险的目标往往是远程医疗网络的边界。合理的安全区域划分，是实现纵深防御的重要基础，对安全区域进行合理划分之后，可以通过在重要的区域边界有针对性地部署入侵检测设备，更好地帮助各区域边界抵御来自非信任网络发起的 DDOS 攻击、WEB 应用攻击、入侵攻击、病毒攻击等行为。

（二）5G CPE 和医疗设备终端安全需求

接入 5G 网络的终端包括客户前置设备（customer premise equipment，CPE）和各类医疗设备，其种类较多，难以确定其合法性。为确定其合法性，需要从媒体存取控制位址（media access control address，MAC）绑定、硬件特征码、设备证书等方面进行设备认证，需要对接入用户进行高强度身份认证。此外，还需要对接入终端传输的数据格式和内容进行合规性检测和审计。

（三）网络通信传输安全需求

在 5G 网络传输中，攻击者可能在边界传输线路上安装窃听装置，窃取网上传输的医疗业务数据，或者通过篡改来破坏数据的完整性。通信链路上的中间人攻击，将导致两个节点之间的所有通信内容被非法的第三方截获和篡改。

（四）医疗业务系统安全需求

医疗业务系统可能存在潜在的软件漏洞与系统漏洞，也可能会遭到病毒木马的侵害。勒索病毒在不停地创新,邮件钓鱼、口令传播、最新漏洞蠕虫传播、MBR 篡改等无所不用其极,这些都对医疗业务系统的安全造成严重威胁。当前防病毒软件或硬件网关,基本上依靠现有的病毒特征库保障系统安全,对经过变种的病毒、木马或者未知恶意代码则不具备监测能力。因此未知恶意代码能够给医疗业务系统带来很大的危害。

为了避免软件的缺陷漏洞被恶意利用,还需要对医疗操作系统进行定期的漏洞扫描和安全加固,保障系统安全。

二、安全建设思路与实施方案

根据《卫生部办公厅关于全面开展卫生行业信息安全等级保护工作的通知》相关要求,通过分析 5G 远程医疗组网的实际安全需求,结合其业务信息的实际特性,并依据及参照相关政策标准,设计安全保障体系实施方案,确保整个系统的安全稳定运行。具体设计遵循以下思路开展。

(一)安全风险管理实施思路

通过对 5G 远程医疗方案进行实际调研,利用差距分析方法,与各项规范和标准的控制项进行符合度比对分析,掌握系统防护现状与基线要求间的实际差距。并采用风险评估的方法,对信息系统进行全面的资产、脆弱性、威胁和业务风险等方面系统化的测评分析,发现基于业务的安全风险问题,进行风险消除和安全加固,并持续进行评估改进,实现风险管理落地效果。

(二)安全合规性建设实施思路

按照国家网络安全法和网络安全等级保护制度等法律法规的要求,基于《信息安全技术　网络安全等级保护基本要求》(GB/T 22239—2019)等标准规范,建立满足等级保护要求的安全技术防护体系,在满足安全合规基础上实现医院网络安全持续保护。远程医疗组网环境的安全建设应不低于网络安全等级保护制度三级要求。

(三)前瞻性技术理念落地思路

一是传统的安全理念是以安全边界防护为核心,以"物理安全、主机安全、应用安全、数据安全"为主的平面防护,缺乏以整体业务链视角的端到端的整体动态防护思路;二是以本地规则库为核心,无法动态有效检测已知威胁;三是没有智能化的大数据分析能力,无法感知未知威胁;四是全网安全设备之间的数据不能共享,更做不到智能联动、协同防御。5G 远程医疗组网的安全保障体系在保留传统安全理念精华的基础上,基于人工智能、云计算、大数据等技术,按照"业务驱动安全"的理念,采用全网安全可视、动态感知、闭环联动、软件定义安全等安全新技术,建立涵盖网络边界安全、通信安全、计算环境安全、终端安全等的"全业务链安全"。

（四）安全防护方案拓扑

流量分别经过两地医院的 CPE 设备前要经过一系列安全设备。两端医院的拓扑采用对称结构,部署防火墙、入侵检测、流量探针、认证审计等设备,以便确保流量安全高效的传输(图 5-3)。

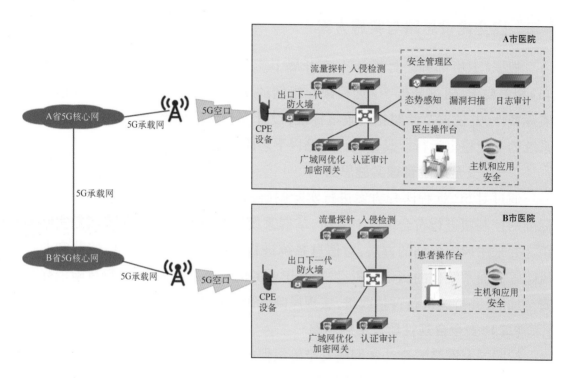

图 5-3　安全防护方案拓扑

三、完善的保障方案为远程手术提供可靠的安全环境

（一）无线网保障

1. 保障方案　远端建设 2 套新型室分,开通 2.6G 前 100MHz,同时覆盖手术区域。备用 100MHz 小区去激活冷备份,确保设备运行安全。同时(remote radio unit hub,RHUB)连接 UPS 实现不间断供电。近端配置 2 套基带单元(building baseband unit,BBU),放置于不同机房实现物理隔离容灾。地市级运营商对医师及病人侧两端手术现场无线网络进行干扰排查,保障现场 5G 网络无其他干扰(图 5-4)。

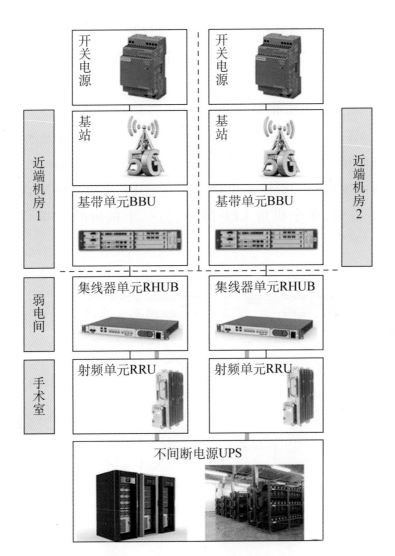

图 5-4　近端 BBU 机房安装方案

2. 应急预案　远端建设两套新型室分,实现容灾备份。近端机房电力容灾通过双物理机房、蓄电池、发电油机实现三重容灾备份。近端机房硬件设备通过双 BBU 实现容灾备份。现场提前筹备 BBU、基带板、主控板、光模块、尾纤、RHUB、射频单元(remote radio unit,PRRU)等备品备件。

(二)核心网保障

1. 保障方案　A 市、B 市的终端控制面通过基站接入大区 AMF/SMF,用户面通过基站接入本地 UPF 做 I-UPF,最后锚定到 A 市的共享 UPF,实现终端之间互访。

AMF/SMF 均为 POOL 形式组网。根据容量设计,一台 SMF 故障,POOL 内其他 AMF/SMF 可以接管该 AMF/SMF 业务;一个大区资源池故障,另一个大区 AMF/SMF 可以接管业务。每个地市的 UPF 均为 POOL 形式组网,且网元部署在地市不同机房。根据容量设计,一台 UPF 故障,POOL 内其他 UPF 可以接管该 UPF 业务;单个机房 UPF 故障,另一个机房的 UPF 可以接管业务(图 5-5)。

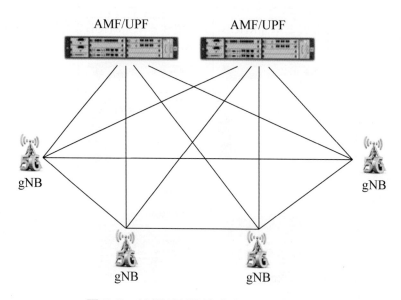

图 5-5　AMF/SMF 均为 Pool 形式组网

2. 应急预案　AMF/SMF/I-UPF 单台故障,不影响业务。由于终端之间互访必须激活在同一台 UPF,故锚定的 UPF 只能主备,主 UPF 故障需在 SMF 操作,删除主用 UPF,添加备用 UPF,使终端重新激活再备用 UPF。

(三)传输网保障

建立业务保障设备、线路明细,保障期间开展重点监控工作,包括 PTN 设备、保障业务经过本地网 PTN/SPN、省干 PTN 设备、线路。

1. **保障方案**　专线容灾:落地专线通过主备传输设备进行保护,并使用双路由、双环路方式保障传输的可靠性。

2. **应急预案**

(1) 业务紧急恢复

路由中断:数据专线传输网内部端到端采用双路由,每条专线 PTN 网络内部采用主隧道备份(tunnel APS)保护。光缆中断或中间节点设备故障,传输业务路径自动切换,业务无感知。

传输设备故障:末端传输设备故障,数据专线之间互相备份,业务手动切换至另一套传输设备;传输环网中单台传输设备故障,传输网内部倒换,不影响业务。

(2) 应急物资和备品备件

重要机房提前 24 小时现场放置备品备件。简易杆、抢修光缆、接头盒等线路类应急保障物资提前放置在附近抢修物资储存点。

(四) 综合视频会议保障

1. **保障方案**　通过数据专线路由,实现监控大屏、移动指标监控、A 医院与 B 医院的对接。会场部署主、备可靠性终端,保障方案按照"三终端、三链路、双系统"设计(图 5-6)。

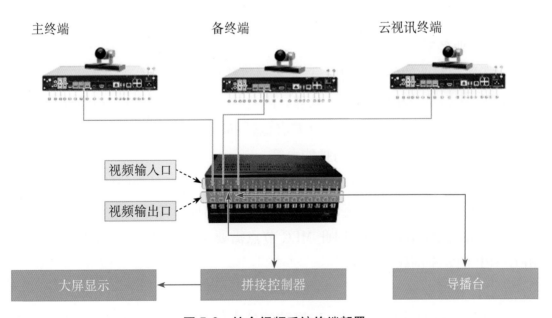

图 5-6　综合视频系统终端部署

2. 应急预案

平台容灾:视频会议平台当前采用 HUAWEI SMC2.0 视讯业务管理系统、多点控制单元资源池、机房内部网络双平面部署,确保平台的可靠性。

终端和线路容灾:部署主、备 Box 终端及软终端,终端通过运营商专线接入。平台上配置为主备终端模式,同时入会。主用终端因设备故障或网络中断等原因离会时,备用终端可在 10s 内上线。视频会议系统平台故障的极端场景,全省会场同时切换至软终端系统召开会议。

各地市专线均采用 PTN960 设备主备板进行保障,并部署双路由环路。

四、全方位的保障体系满足多维度的安全需求

(一) 终端安全

在医疗终端设备安全方面,主要有以下安全需求:①身份鉴别与登陆控制:医疗终端设备是医院信息系统的重要组成部分,需要确保使用者身份的合法性,应对终端用户登录进行身份鉴别。②终端接入安全:用户不能被非法冒用;用户不能接入到虚假 5G 网络;用户在接入过程中的数据不被窃取、篡改。

5G 采用了双向鉴权认证机制,使用经过验证的标准机密算法,可防止非授权终端接入与发起攻击。对于上层医疗业务,5G 网络可开放二次认证能力,允许将应用层用户身份认证结果反馈给 5G 核心网,在发现用户非法访问的情况下中断终端与 5G 网络的连接。

(二) 业务安全

对于医疗行业的各种应用而言,主要通过移动边缘计算(mobile edge computing,MEC)平台承载相应的计算、处理。因此对于部署于 5G MEC 边缘计算平台上的应用而言,对业务系统的安全需求包括:MEC 平台自身安全、业务攻击防范、平台与业务系统的扫描与防护能力等。

采用入驻方式部署的 MEC 边缘计算节点是医疗业务处理的核心,它由 MEC 边缘计算平台、MEC 编排系统、MEC APP 等部分构成。各部分的安全漏洞都有可能被利用,从而遭受攻击,因此 MEC 节点需要考虑平台、编排管理系统以及 MEC APP 的安全问题。

(三) 数据安全

对于医疗行业,用户医疗信息、医院的处方信息、诊治信息都属于高度隐私的数据,因此需要高度重视。数据安全需求包括:基于物理隔离、逻辑隔离等不

同手段满足不同安全级别的要求;数据传输加密;包含数据的认证、授权、审计、脱敏、溯源等数据安全能力,保护用户的数据可管、可控、可溯。

根据隐私数据在 5G 网络中的实际使用情况,从数据采集传输、数据脱敏、数据加密、安全基线建立、数据发布保护等方面采用不同技术措施保证数据的隐私安全。5G 网络中隐私保护采用的主要技术措施有:数据加密技术、限制发布技术、访问控制技术、虚拟存储和传输保护技术等。

五、全栈式的安全态势感知与可视化监控

构建 5G 安全态势感知平台,基于流量的大数据分析对 5G 网络和信息安全问题进行分析、判断和处置;对安全事件进行可视化态势展示,提前预警,持续检测,消除安全隐患。很多攻击都是通过先实现单点突破后再进行持续渗透或横向移动的,通过原有的对外防御解决这类问题已经没有意义。为了发现此类行为,必须通过分析网络中的异常行为进行判断。同时安全态势感知平台能够做到问题查询、系统日志管理、安全事件、安全预警、流量异常监测、漏洞管理分布、资产分布等可视化态势展示。5G 远程医疗系统中有大量高价值敏感信息,极易吸引外部黑客组织,通过高级长期威胁(advanced persistent threat, APT)攻击进行渗透和关键数据窃取。数据的采集、传输、分析、共享等阶段,涉及大量医疗终端设备和医疗业务系统。复杂环境下,APT 攻击能够采用各种可绕过的攻击手段对安全措施进行突破,隐蔽性强。因此,需要运用态势感知等创新技术,构建针对 APT 攻击和未知威胁的先进防御检测体系,通过与国家互联网应急中心(CNCERT)共享失陷主机行为库以及多种异常行为检测的方式发现网络中的失陷主机,掐断攻击跳板,避免隐患暴发。

正式术前可由网络保障部门于各地区同时发起网络模拟攻击,为增加模拟训练的真实性,由代理完成部分国外攻击。模拟攻击类型主要包含 SQL 注入、信息泄露攻击、web 账号爆破、webshell 恶意文件上传等等。通过态势感知和下一代防火墙联动,记录攻击情况并保障网络安全。当安全事件发生时下一代防火墙便会基于安全事件的具体内容提供相应的策略配置模板及解决方案,可进行快速的问题处理,避免因为问题处理的延误导致事件扩散造成更大的损失。安全运营监管若采用堆叠人力,进行设备排查和日志读取会带来很多问题,造成安全风险不能及时发现、安全事件不能及时处置。在新的安全运营监管形势下,建立一个持续监测网络流量的系统,可搜集全网设备的安全日志,进行统一可视化

展现和事件二次分析,同时建立了事件联动处置、简化了运维通道,使安全运营管理与新的外部攻击和内部潜伏威胁变化速度保持同步,保障整个 5G 远程医疗网络运营管理的高效性。全栈式 5G 网络安全防护机制,保障了患者的数据隐私与医院的数据安全,为 5G+医疗健康应用赋能,从而助力国家智慧医疗的建设。

(于宗一)

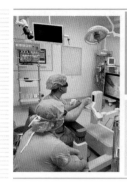

第六章

远程手术围手术期保障

随着 5G 远程机器人手术的快速发展,对麻醉管理的要求也在不断地更新,麻醉科医师要及时关注远程新技术的发展,与时俱进,在理解远程机器人手术原理的基础上,更好地完善麻醉管理的策略及技术,为远程手术围手术期提供安全保障。

第一节 概 况

5G 远程机器人手术分主手和从手两个场地,患者处于从手场地,需进行常规的麻醉管理。从手一般位于基层医院,由于基层医院的人员水平及设备状况不尽相同,这就对麻醉科医师提出了更高的要求,麻醉科医师要合理利用基层医院现有的条件,在保证患者安全的同时,顺利完成远程机器人手术。在手术开展初期,建议上级医院派遣在机器人手术麻醉方面经验丰富的麻醉科医师对基层医院进行指导帮助,从而建立相对完善的远程机器人手术麻醉流程。

5G 远程机器人手术与传统机器人手术的麻醉流程大致相同,我们主要从术前评估及准备、术中麻醉管理、术后恢复三个方面进行阐述。

一、术前评估及准备

(一) 术前评估

机器人手术要有完善的术前评估。首先,术前应该对患者状况进行全面的评估,尤其是心肺功能的评估。ASA Ⅰ~Ⅱ级患者对体位及气腹的影响一般都能耐受,但心肺储备功能受损的 ASA Ⅲ~Ⅳ级患者围手术期可能发生严重的并发症。若患者存在心、肺功能障碍,应尽早完善心电图检查与肺功能检查,以评估

69

是否能耐受二氧化碳气腹对心、肺功能的影响。对合并高血压,糖尿病,冠心病,脑血管疾病等的患者,术前完善相关检查,对基础疾病进行控制,维持理想的术前水平。

另外,该类手术一般需行气管插管全身麻醉,术前要仔细评估气道,准备好困难气道用品,如视频喉镜,纤维支气管镜,硬质镜等。肥胖患者气腹时胸腔压力往往会增高,引起气道阻力增加,过高的压力会对气道造成损伤,所以过度肥胖的患者(BMI>30)应避免选择行机器人手术。

（二）麻醉术前准备

手术当天合理应用麻醉术前药物。常用的种类有镇静药,如咪达唑仑起效快,有利于麻醉的诱导和维持,且有"逆行性遗忘"的作用;止吐药,如昂丹司琼,能明显减少围手术期的恶心呕吐;H_2 受体阻滞剂,能降低胃液的 pH 值,减轻消化道损伤。

机器人手术术中建立气腹,手术中腹内压增高及特殊体位会影响静脉回流,这可能会引起血压下降,因此建议在麻醉诱导前给患者适当扩容,一般静脉输入 $5 \sim 10ml/kg$ 的晶体液。

二、术中麻醉管理

（一）麻醉方式

因机器人手术需特殊体位,并且需要行 CO_2 气腹,术中要求保证患者绝对无体动反应,故麻醉方式常选用气管插管全身麻醉,此外还可以复合椎管内麻醉或超声引导下区域阻滞麻醉等,可以减轻患者术后疼痛,利于术后康复。

（二）麻醉维持

麻醉维持方式可以选择吸入麻醉,静吸复合麻醉或单纯静脉麻醉。尽量选择对肾功能无损害或损害较小的药物,尤其是对肾功能已经受损的患者更应注意。对于老年及肥胖患者要注意药物蓄积作用,尽量选择以吸入麻醉为主的麻醉方式。

（三）麻醉流程

入室后建立静脉通路,连接心电监护,局麻下桡动脉置管监测有创动脉血压。常规静脉诱导,气管插管时合理使用 β-受体阻滞剂和局部麻醉药(如利多卡因,丁卡因等)喷喉,可以有效避免插管刺激导致的血压和心率的剧烈波动。手术开始之前,根据患者的手术类型进行体位的调整。手术开始后,患者体位及手术床尽量不再调整,避免造成患者损伤。手术结束后,送患者到麻醉恢复室过渡苏醒,必要时呼吸机辅助呼吸,避免长时间 CO_2 气腹造成高碳酸血症。

（四）麻醉监测

手术开始前常规行有创动脉穿刺,方便术中监测血流动力学及血气变化,不同体位的零点位置适当调整,一般放置在右心房水平。对术前可疑的嗜铬细胞瘤及可能出血较多的手术,行中心静脉穿刺置管。由于手术时间长、CO_2 持续吹入,机器人手术患者更容易出现低体温,故术中需严密监测体温,必要时使用变温毯,暖风机等措施维持核心温度不低于 $36℃$。有条件的情况下实施麻醉深度监测或脑氧监测,以便更好地调整麻醉深度,缩短术后恢复时间。另外,为防止手术期间患者体动,术中肌松药物多采用连续输注的方式,术中可以用肌松监测仪进行肌松监测,有新型拮抗药物(舒更葡糖钠注射液)的情况下,可以行深肌松麻醉,便于手术操作及术后患者的恢复。

除此以外,机器人手术的麻醉还需要重点关注以下问题,包括:手术间布局,CO_2 气腹,手术体位,容量管理等。

1. **手术间布局**　机器人手术床旁机械臂,电子通讯设备,手术仪器及器械等都占有较大空间,所以机器人手术,尤其是远程机器人手术,手术间内需单独布局。根据不同的手术类型,合理安排布局,才能保证手术顺利进行。因为空间有限,在不影响机械臂活动的前提下,手术开始前就应该安排好麻醉回路、各种监测线路以及动静脉管路的摆放,并且需要麻醉科医师和手术医师及巡回护士提前做好沟通。

2. **CO_2 气腹**　机器人手术术中需要持续行 CO_2 气腹,而泌尿系手术由于存在腹膜后间隙以及胸腔和皮下组织的交通,可能使得 CO_2 充入,从而导致严重的皮下气肿。机器人手术时间相对较长,长时间气腹也会对患者的循环、呼吸以及全身脏器灌注造成影响,使机体的稳态调节作用减慢。随着 CO_2 蓄积速度增加和时间延长,CO_2 经腹膜弥散进入血液循环,使动脉血中 CO_2 分压升高,尤其是老年人,其心肺功能下降,吸收入血的 CO_2 不能很快通过血液缓冲系统调节,加之气腹条件下肾小球滤过率的下降,不能很好地经肺和肾代谢,碱剩余(BE)会明显下降,导致酸血症及酸中毒。适当的机械呼吸过度通气可以改善这些变化,术中可定期监测血气分析,对患者的电解质及内环境进行有效调控,从而降低 CO_2 气腹对患者的影响(表6-1)。

表 6-1　气腹对呼吸、心血管和肾脏的影响

参数	变化
吸气峰压	增加
胸壁机械阻力	增加
肺顺应性	减少
肺死腔量	无变化或增加
功能储备能力	减少
肺活量	减少
分流	增加
通气-血流比例失调	增加
心率	无变化或增加
平价动脉压	增加
全身血管阻力	增加
静脉回流	增加或减少
中心静脉压	增加
心脏输出	增加或减少
肾小球滤过率	减少
尿量	减少

3. **手术体位**　机器人手术对体位要求有特殊性,例如肾上腺切除及肾切除需要健侧卧位,而前列腺根治术及膀胱根治术则需要屈氏体位,即头低脚高体位。侧卧位时,双肺的血流及通气量会重新分布,造成双肺的通气血流比例的变化,对有肺部疾病的患者需要特别注意。屈氏体位会引起肺顺应性降低及通气血流比例失调,使患者的全身血流重新分布,造成血流动力学改变,可导致中心静脉压增高,颅内压增高,眼内压增高等。对于长时间体位改变的机器人手术,有条件的建议行麻醉深度监测,脑氧监测,视神经鞘直径监测。当视神经鞘直径>6mm 时,提示颅内压升高,可以采取预防措施,避免出现神经系统并发症。

4. **容量管理**　容量管理的目标是维持有效循环血容量,维持血流动力学的稳定,保证脏器灌注。泌尿外科手术,气腹会增加肾周压力,造成肾血管阻力增高,从而减少肾血流,造成术中尿量减少。因此除补充因禁食导致的生理丢失量及手术期间的生理需要量外,还应适当增加补液,利于术中维持正常尿量。建议

在监测尿量及血流动力学的前提下,进行目标导向液体治疗。

三、术后恢复

患者术后常规入麻醉恢复室进行苏醒过渡。在麻醉恢复期间,常见的并发症如下:

(一) CO_2 潴留

机器人手术时间一般较长,而长时间的 CO_2 气腹,会不可避免地造成患者体内 CO_2 蓄积,影响正常的细胞代谢与气体交换,造成 CO_2 潴留,从而引起患者酸碱平衡失调及电解质紊乱,出现心率增快,血压升高,烦躁,球结膜水肿等不良反应。而动脉血气分析能客观反映 CO_2 潴留程度及酸碱平衡,若 CO_2 潴留程度较重,应延长患者的气管导管带管时间,给与充分镇静,适当过度通气,根据动脉血气分析判断拔管时机。

(二) 尿管刺激

机器人手术需常规留置导尿管,术后容易产生不同程度的尿管刺激症,部分老年男性患者尿管刺激症状可能较重,出现尿管不耐受、烦躁不安、躁动等情况,严重者还可引起颅内压增高、颅内出血等严重并发症。在术前对患者进行导尿宣教,提前进行心理干预,导尿时于导尿管上涂抹利多卡因凝胶等局麻药,可有效避免尿管刺激的发生。术后 24 小时内,条件允许的情况下尽快拔除导尿管。

(三) 术后谵妄(POD)

POD 的发生与多种危险因素相关,通常认为老年患者发病率较高,同时术前合并症也会增加 POD 发生率,例如术前多器官功能障碍、低血红蛋白血症、低射血分数、颈动脉狭窄或肌酐升高等。POD 常伴有不良临床结局,包括术后远期认知功能损害、抑郁和死亡率增加。而泌尿外科老年患者多,全麻术后出现 POD 的可能性大。术前应完善患者的相关检查,如脑部影像学检查,颈动脉超声等。术中应严密监测,维持患者血流动力学稳定,避免长时间低血压,造成患者脑供血不足,引发 POD。若有条件行麻醉深度监测,应尽量将老年患者的脑电双频指数(bispectral index,BIS)值维持在正常高限水平。

(四) 术后疼痛

术后疼痛也是常见的麻醉并发症,是急性疼痛的一种,主要是手术本身造成的急性创伤、内脏器官损伤以及引流物的刺激引起的,一般高峰期是术后 24~48h。术后疼痛主要由镇痛不足引起,可导致患者心动过速、高血压、高血糖、免疫抑制、血小板凝滞等生理和病理改变,从而引发患者躁动、精神紧张等不良后果,因此我们要尽量避免患者术后疼痛的发生。除使用传统静脉镇痛泵外,我们还可以选择非甾体消炎药、手术伤口局部浸润麻醉和超声引导下区域阻滞麻醉相结合的多模式镇痛方案,不仅可以有效减少术后疼痛的发生,还能因为减少了阿片类药物的使用,从而加速患者的术后快速康复。

第二节 ERAS 在远程手术中的应用

ERAS,即加速康复外科(enhanced recovery after surgery),又称 FST(fast-track surgery),最早于 1997 年由丹麦哥本哈根大学教授 Kehlet 提出。近几年来 ERAS 发展迅速,在各个外科领域都有了飞快的进展。ERAS 理念在远程机器人手术中也有着非常好的优势,远程机器人手术作为一种新兴的手术方式,对于大众而言相对超前,绝大多数的患者及家属对其认知不全,可能会对其抱有怀疑、担忧等负面态度,进而产生严重焦虑等不良情绪,不利于手术的安全进行和术后患者的恢复。因此,ERAS 理念的术前健康宣教和心理辅导在远程机器人手术围手术期能够起到积极的作用。

对于远程机器人手术,ERAS 措施的实行贯彻整个围手术期。

（一）入院常规宣教

入院后除对患者及家属进行常规宣教外,外科医师还要对患者及家属详细讲解远程机器人手术的原理及安全性,让其对远程手术有所了解,不要产生不必要的焦虑紧张恐惧等情绪,减少患者的生理应激反应。有吸烟饮酒史的患者围手术期戒烟戒酒,原则上应戒烟戒酒 2 周以上。术前禁饮禁食时间可适当缩短,由术前禁食 8 小时,禁饮 6 小时,改为术前禁食 6 小时,禁饮 2 小时,术前 2 小时可饮适量清亮液体。

（二）术中常规体温监测

利用变温毯、暖风机(图 6-1)及输液加温仪(图 6-2)等设备维持患者中心体温在 36℃以上,术中液体管理遵循以目标为导向的液体治疗理念,根据患者的自身情况及手术需求,合理控制术中液体入量及液体种类,适当利用血管活性药物,维持血流动力学相对稳定,避免过多液体输注破坏患者体液平衡。

（三）术后镇痛

术后应保证充分的镇痛,可以采用多模式镇痛方案,各医院根据自身情况,以伤口局麻药浸润,超声引导下区域神经阻滞,非甾体镇痛药,静脉镇痛泵等联

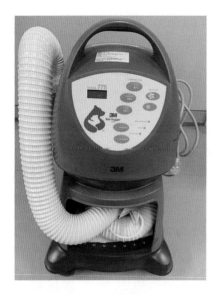

图 6-1　暖风机

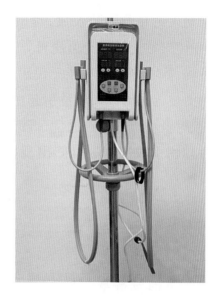

图 6-2　输液加温仪

合使用。术后 24 小时内尽早拔除尿管，在护理人员的陪同下尽早进行康复锻炼，加速恢复。

第三节　手术种类

一、肾上腺切除术

肾上腺疾病的种类很多，根据发生的部位不同，分别有肾上腺髓质病变及肾上腺皮质病变。肾上腺髓质病变主要是嗜铬细胞瘤，肾上腺皮质病变则包括醛固酮增多症、皮质醇增多症、皮质醇减少症、肾上腺性征异常综合征等，此外还有肾上腺腺瘤、囊肿、髓样脂肪瘤等。

肾上腺手术术前应常规行血肾上腺素、肾素、皮质醇、血管紧张素及醛固酮等检查，排除病变有无功能。

（一）肾上腺嗜铬细胞瘤

嗜铬细胞瘤是起源于肾上腺素能系统嗜铬细胞，90% 位于肾上腺髓质内，10% 来源于其他交感神经组织，又称为副神经节瘤。其基本病理生理变化为内源性儿茶酚胺（肾上腺素、去甲肾上腺素、多巴胺）分泌过多，从而产生高血压、高代谢、高血糖等一系列临床症状。

以肾上腺素分泌为主者，伴剧烈头痛、面色苍白、大汗淋漓、心动过速等症状。长期大量儿茶酚胺入血,对患者的心脏造成损害,可引起儿茶酚胺性心肌病,伴心律失常。长期高血压可导致高血压性心脏病,造成心肌肥厚,心脏扩大,心力衰竭,非心源性肺水肿。代谢紊乱主要是基础代谢增高,脂肪代谢紊乱,导致发热消瘦等。糖代谢紊乱引起血糖过高,糖耐量减低,糖尿病。电解质代谢紊乱,少数患者可出现高钙血症,低钾血症。

麻醉和手术过程中可能出现血压急剧变化,这是嗜铬细胞瘤患者麻醉的危险性所在,处理不当,死亡率极高,而降低风险的根本措施在于充分的术前准备。

1. **术前准备** 由于嗜铬细胞瘤的危害极大,所以术前要做好以下充分准备:

(1)术前应常规行血肾上腺素、肾素、皮质醇、血管紧张素及醛固酮等检查。

(2)所有的嗜铬细胞瘤患者手术前均应接受适当的药物治疗。

(3)术前至少准备14天。

(4)术前准备的目的主要是控制血压和恢复血管内容量。血压控制的目标:坐位血压低于160/90mmHg,直立血压不低于80/45mmHg。容量恢复的目标:术前血细胞比容下降≥5%,末梢皮温由湿冷变得温暖,伴有体重增加。

(5)酚苄明是嗜铬细胞瘤术前准备的一线用药,属于非选择性α受体阻滞剂,起效缓慢,半衰期长,通常从10mg每天1次开始,逐渐加量,直至血压接近正常,最大剂量允许100mg/d。

(6)有研究表明,相比较于酚苄明,哌唑嗪、特拉唑嗪等选择性突触α1受体阻滞剂,对肿瘤切除后血压的维持更有利。

2. **麻醉实施** 对于嗜铬细胞瘤的患者,常规开放外周静脉通路(至少18G留置针),必要时行中心静脉穿刺置管,常规行健侧桡动脉穿刺置管监测有创动脉血压。准备工作完善后,常规静脉诱导,行气管插管。由于插管刺激会加速儿茶酚胺的分泌,导致血压急剧升高,因此,常规诱导后,可适当辅以β-肾上腺素能受体阻滞剂如艾司洛尔以及局麻药喷喉,等麻醉药物充分起效后,再行插管,同时插管动作要轻柔迅速。术中搬动拨弄瘤体时,也可引起血压剧烈波动,在维持足够的麻醉深度的同时,还需要应用各种血管活性药物来调整血压,首选降压药物为酚苄明、酚妥拉明等α-受体阻滞剂。另外,尼卡地平、硝普钠、硝酸甘油、β-肾上腺素能受体阻滞剂,如艾司洛尔等也可根据血流动力学情况酌情选择应用。在发现血压出现剧烈波动时,尽早干预,避免出现高血压危象。

嗜铬细胞瘤的患者,一般都存在着明显的容量不足,术前3天预充容量,不小于1500ml/d,维持血细胞压积(HCT)<45%,术中尽量稳定扩容,在瘤体切除前均匀补充。尤其当肾上腺肿瘤的血管被钳闭至肿瘤切除后,瘤体分泌的儿茶酚胺会急剧下降,导致患者的血压骤降。在容量补充适当的基础上,应用血管活性药物,避免过度扩容出现心衰、肺水肿等并发症。同时要注意补充氢化可的松,并及时监测血气,调整血糖、电解质,维持内环境稳定。如果术前准备不充分或者是术前未预料的隐匿性嗜铬细胞瘤,短期补液不会快速见效,可以适当延长血管活性药物的使用时间。

(二) 原发性醛固酮增多症

原发性醛固酮增多症是指肾上腺皮质分泌过量的醛固酮,从而导致体内潴钠、排钾、血容量增多、肾素-血管紧张素系统活性受抑,主要表现为高血压、低血钾,肾功能受损。原发性醛固酮增多症患者术前适当控制血压,纠正电解质紊乱,限钠补钾,可口服保钾利尿剂螺内酯,同时静脉补充钾制剂,调整血钾在正常水平。此外,术前仔细评估患者心功能,术中注意监测血压和心率,并注意避免过度通气造成的血钾进一步降低。术中适当补充容量,合理使用血管活性药物,维持循环稳定,监测血气分析结果,调整血钾水平。

(三) 皮质醇增多症

皮质醇增多症又称库欣综合征,是指肾上腺皮质长期分泌过多糖皮质激素所产生的临床症候群。主要表现为满月脸、多血质外貌、向心性肥胖、痤疮、紫纹、高血压、继发性糖尿病和骨质疏松等。皮质醇增多症患者术前应注意补充肾上腺皮质激素,同时纠正水电解质平衡紊乱。

二、根治性与单纯性肾切除术

根治性与单纯性肾切除术的适应证包括肾恶性肿瘤,肾结核(一侧肾结核,另一侧肾功能基本正常),严重的肾盂积水或肾结石,严重的肾损伤(如肾蒂断裂或肾广泛裂伤等),一侧脓肾等,目前一般以肾恶性肿瘤为主。

术前常规行血常规、尿常规、血凝常规、肝肾功能等实验室项目化验,泌尿系造影及腹部CT等检查。常规备血,具体备血量可根据患者自身情况和手术情况综合评估。

机器人辅助下肾切除手术,术中可能出现突发性大出血情况,故术前应做好准备工作。入室后常规开放健侧上肢外周静脉通路(至少18G留置针),常规行健侧桡动脉穿刺置管监测有创动脉血压,必要时可行颈内静脉置管(如瘤体过大,粘连较重等)。麻醉诱导及维持同常规机器人手术,术中实行目标导向液体管理,保证患者有效循环血容量充足,循环相对稳定,以便可以应对突发的各种情况,术后采用多模式联合镇痛,加速患者康复。

第四节　总　　结

5G 远程机器人手术的出现是通信技术与医学领域的一次革命性结合。以前制约远程机器人手术发展的关键是网络时延,而 5G 网络的出现正好解决了这一难题。目前实际应用中,5G 网络的时延基本可控制在 20ms 以内,完全可以满足远程机器人手术的需求。

远程机器人手术的研究在世界上最早是由美国军方发起的,让医师远离战场也能对受伤的士兵进行救治。目前来看,远程手术的应用不止于此,在一些环境恶劣,一般人无法涉足的地方,外科医师也可以为患者提供救治。机器人气管插管,机器人辅助麻醉在不远的将来也是可以实现的。而在中国,由于地区发展差异,基层医院和省市级医院还是有较大差距,导致医疗资源及就医人群分布不均,而远程手术的出现可缓解这种状况。可以想象不久的将来,国内知名专家足不出户就可以为全国各地的患者进行手术治疗。

目前通过 5G 网络,可以将主从手现场、网络质量实时监控图、患者实时生命体征、手术操作画面等多个部分同步到一个界面(图 6-3),更有利于手术的总体调控。

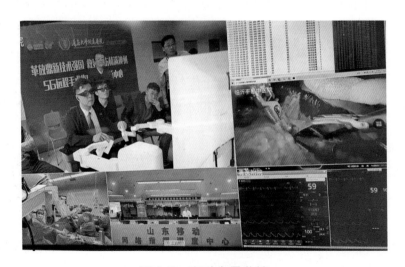

图 6-3　实时全景监控

5G 远程机器人手术与传统机器人手术最大的区别在于,虽然 5G 网络有着低时延的优点,但目前还处于起步阶段,受限于技术和硬件等因素,难免会有网络不稳定的情况发生。一旦出现此种情况,我们要有相应的措施去应对可能会出现的紧急事件。为此我们应该做到以下几点:①机器人机械臂的组装及拆卸比较复杂,为应对突发情况,手术团队需要熟练掌握机械臂的组装及拆卸流程,有必要提前对相应的事件进行团队演练。②除机器人手术方案外,应常规预备腹腔镜手术方案及开腹手术方案,以应对突发状况。③在起步阶段,由于网络波动及熟练度的影响,可能会导致手术时间延长,麻醉科医师要注意其对患者的影响。

总之,麻醉科医师应该熟知 5G 远程机器人手术的原理,了解相应手术的基本流程步骤及其对患者生理的各种影响,术前制定完善的麻醉计划,术中与外科医师及时沟通配合,密切监护,对可能发生的严重并发症保持高度警觉,防患于未然,为患者围手术期安全保驾护航。

（冯伟 李林林）

参 考 文 献

[1] DAVIES B L, HIBBERD R D, Ng W S, et al. The development of a surgeon robot for prostatectomies[J]. Proceedings of the Institution of Mechanical Engineers Part H Journal of Engineering in Medicine, 1991, 205(1):35-38.

[2] BULLOCK M, BLITZ P A, ALLEN G, et al. Intraoperative Temperature Management[J]. Therapeutic hypothermia and temperature management, 2020, 10(1):6-10.

[3] GHOREIFI ALIREZA, BASIN MICHAEL F, GHODOUSSIPOUR SAUM, et al. Perioperative outcomes of goal-directed versus conventional fluid therapy in radical cystectomy with enhanced recovery protocol[J]. International urology and nephrology, 2021.

[4] EERTMANS W, DEYNE C D, GENBRUGGE C, et al. Association between postoperative delirium and postoperative cerebral oxygen desaturation in older patients after cardiac surgery[J]. British journal of anaesthesia, 2020, 124(2):146-153.

[5] TJ GRACIE, CAUFIELD-NOLL C, WANG N Y, et al. The Association of Preoperative Frailty and Postoperative Delirium: A Meta-analysis[J]. Anesthesia & Analgesia, 2021, 133(2): 314-323.

[6] 叶源才,许钊,梁鹏. 合并儿茶酚胺心肌病患者嗜铬细胞瘤切除术麻醉处理1例[J]. 中华麻醉学杂志,2021,41(03):371-372.

[7] 张羽冠,汪一,徐宵寒,等. 嗜铬细胞瘤切除术全身麻醉围术期血流动力学管理[J]. 临

床麻醉学杂志,2019,35(08):818-820.

[8] TAKEDA T,HAKOZAKI K,YANAI Y,et al. Risk factors for haemodynamic instability and its prolongation during laparoscopic adrenalectomy for pheochromocytoma[J]. Clinical endocrinology,2021.

[9] 汪一,张羽冠,徐宵寒,等. 成人嗜铬细胞瘤术中麻醉研究进展[J]. 中华医学杂志,2019(21):1676-1680.

[10] KAPUR ARPITA, KAPUR VINAY. Robotic Surgery:Anaesthesiologist's Contemplation[J]. The Malaysian journal of medical sciences:MJMS,2020,27(3):143-149.

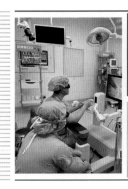

第七章

5G 远程手术围手术期护理

在我国当前医疗资源分布不均和疫情影响的特殊情况下，远程机器人手术的发展和手术性价比的提高显得尤为重要。伴随着我国自主研发手术机器人的问世，青岛大学附属医院泌尿外科手术团队完成国际首例超远程机器人辅助膀胱癌根治术以及多例远程肾肿瘤根治术和肾上腺肿瘤切除术，其中手术室护理人员的精心准备和密切配合对手术的顺利开展起到非常重要的作用。5G 远程手术的开展与普及不仅使患者享受到更优质的医疗资源，也为提高基层医院手术室护理质量起到重要的作用。

第一节　基层医院的评估

一、基层医院一般情况的评估

远程机器人手术的开展所涉及的医院往往是偏远的基层医院，基层医院的资源情况千差万别。在进行远程手术前，首先需评估基层医院的级别，包括医院规模、床位数、开设的科室、收治的病种范围；其次评估手术间面积，能否容纳机器人床旁机械臂系统、成像系统以及超声刀、高频电刀、气腹系统等设备，保障手术安全并符合无菌管理要求；再次评估手术室手术间数量与护士人数，手术间电源、电源与设备的匹配程度，气源及仪器设备情况，评估仪器设备是否满足本次远程手术需求；最后通过血管手术、心血管手术和腔镜手术的开展情况来评估专科手术实力和处理术中突发状况的应对能力。

二、消毒供应室的评估

评估基层医院供应室消毒供应能力的主要依据是医院是否具备高压蒸汽灭菌、低温等离子灭菌或环氧乙烷灭菌的能力。本次远程手术的 5 所基层中,有 3 所医院具备低温等离子灭菌或环氧乙烷灭菌能力,2 所医院需要到就近的其他医院进行清洗、灭菌。提前了解整个消毒灭菌流程所需时间,可以为协调手术患者数量和术中器械数量、种类等情况提供有效的依据。

三、手术设备、器械、耗材的评估

为建立更加流畅的沟通渠道,远程手术前可以与基层医院提前联系,具体人员涵盖双方医院的手术医师、手术室护士长、供应室护士长、参与手术的手术室护士等。术前基层医院以图片形式呈现仪器设备、器械和耗材情况,评估设备与器械是否满足远程手术的需求。在手术开展过程中,通过与远程手术主刀医师的实时沟通,可以为基层医院的医师今后开展类似手术提供一定的指导意义。远程手术也能够为基层医院带来一些新理念,如:围手术期整体护理结合 ERAS 理念。这一理念以循证医学证据为基础,以减少手术患者的生理及心理的创伤应激反应为目的,通过外科、麻醉、护理、营养等多学科协作,优化围手术期处理的临床路径,从而减少围手术期应激反应及术后并发症,缩短住院时间,促进患者康复。术中低体温预防与深静脉血栓防护是这一理念的核心,但术中保温设施,如充气加温仪、变温毯及预防深静脉血栓的防血栓压力泵等设备,在大多基层医院均处于空缺状态。本次远程手术将带动基层医院对 ERAS 理念的认知,促进整个外科系统 ERAS 理念的落地,给手术患者带来极大的福音;此外还可提高基层医院对手术基础器械、腔镜器械的品牌型号、功能及数量的全面评估能力。通过评估我们发现,绝大多数基层医院的器械耗材配备与区域医疗中心一致,可以满足远程手术的需求。

(魏丽丽)

第二节   围手术期手术护理人员的选拔

1894 年,美国约翰·霍普金斯医院的外科医师 Hunter Robb 首次提出外科手术过程中团队的概念,团队协作才能更好地为患者提供高质量的服务。远程手术是一项涉及多科室、多部门,参与人员较多的工作,团队包含手术医师、麻醉科医师、护理人员、设备工程师、网络工程师等,手术要求高、难度大、时间紧,各级各类人员须密切配合,才能保证手术顺利进行。区域医疗中心护理人员主要承担指导配合手术的全流程管理工作,所以手术护理团队人员的选拔与培训尤为重要。

一、区域医疗中心护理人员选拔标准

（一）获得中华护理学会手术室专科护士培训证书；

（二）获得机器人手术护理配合证书,具有机器人手术配合经验；

（三）参加过机器人手术培训与模拟演练；

（四）5 年以上泌尿外科手术护理配合经验；

（五）责任心强、业务精湛的手术室护士。

二、基层医院护理人员选拔标准

（一）获得省级及以上手术室专科护士培训证书；

（二）具有熟练的腔镜手术配合经验；

（三）5 年以上的泌尿外科手术护理配合经验；

（四）责任心强、业务精湛的手术室护士。

三、护理人员培训的内容与标准

（一）培训内容

1. 远程手术系统专项培训；

2. 远程手术间布局；

3. 围手术期远程机器人使用技巧；

4. 系统对接；

5. 体位摆放；

6. 远程手术器械护士职责；

7. 远程手术巡回护士职责；

8. 设备安全使用及器械耗材管理；

9. 远程手术突发事件应急处理。

（二）考核标准

1. 掌握远程机器人各系统名称及开关机流程,并能协助床旁机械臂系统保护罩的安装与拆卸；

2. 根据手术需求精准配置设备、器械耗材等；

3. 熟练配合远程手术，并能处理各种突发应急状况。

（付军桦）

第三节　手术器械耗材及设备管理与调配

一、手术器械管理

了解腔镜手术设备及器械配置情况，并及时与主刀医师沟通，根据医师手术习惯，配备性能良好、使用便捷的手术器械，以利于远程操控。

（一）远程机器人手术器械

机器人专用镜头使用低温等离子或环氧乙烷灭菌，无损伤抓钳、超声刀、超声刀线、穿刺器（图7-1）使用高压蒸汽灭菌。

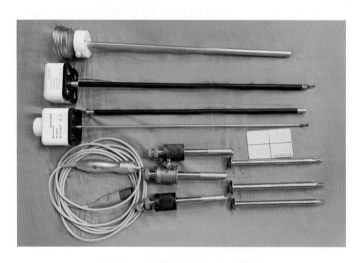

图7-1　远程机器人手术器械

（二）基础器械

海绵钳、止血钳、组织镊、持针器等（图7-2）使用高压蒸汽灭菌。

（三）腔镜器械

分离钳、无损伤抓钳、直角钳、枪式持针器、吸引管、双极电凝钳、电凝钩、中号及大号血管结扎钳、气腹管、保温杯等（图7-3）使用高压蒸汽灭菌。

由于病情等原因远程手术无法进行时，需中转腔镜手术或中转开放手术的备用器械各一套，均须高压蒸汽灭菌备用。

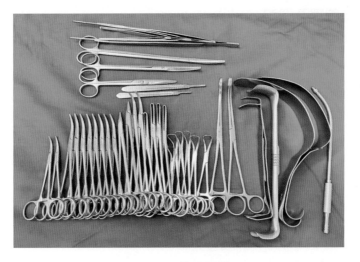

图 7-2　基础器械

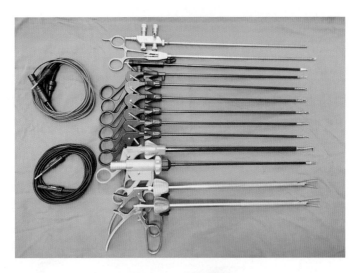

图 7-3　腔镜器械

二、手术耗材管理

（一）常规耗材

根据医师习惯及手术要求准备相应耗材：血管夹（型号齐全）、一次性穿刺器（10mm、12mm）、引流管（F22～F26）、腔镜用手术标本收集器、一次性气腹针、手术敷贴等。

（二）替代耗材

对基层医院没有的耗材与主刀医师沟通替代耗材，确实无法替代的，建议基层医院提前购置以满足手术需求。

（三）设备管理及调配

为保障远程手术安全进行,远程机器人由设备工程师在手术全程进行维护保障。区域医疗中心要设立调配备用设备机制,与基层医院提前沟通确认所需其他手术设备的品牌型号等,做好远程手术的准备,必要时借用或提前购置以满足手术需要。

（丁雪梅）

第四节　远程手术的护理配合

一、肾上腺肿瘤切除术

（一）手术体位

1. 远程机器人肾上腺肿瘤切除术采取 45°～60°健侧卧位,头下置头枕,高度平下侧肩高,使颈椎处于水平位置。

2. 患者腹部贴近手术床边缘,腋下距肩峰 10cm 处垫胸垫,背侧肩胛区和臀部分别垫软枕,用挡板固定(图 7-4)。

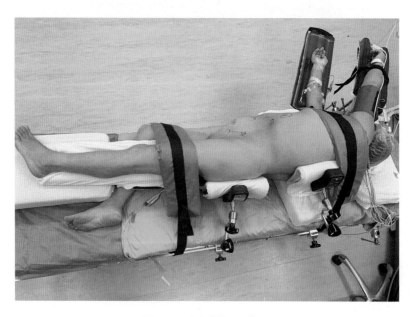

图 7-4　侧卧位示意图

3. 健侧下肢自然屈曲小于 45°,患侧下肢伸直,两腿之间垫软枕,骨隆突处注意使用海绵垫加以保护,避免受压。健侧上肢放置于托手板上,远端关节略高于近端关节。患侧上肢屈曲呈抱球状,置于可调节托手架上,远端关节略低于近端关节,双上肢略向头端弯曲倾斜。骨盆距离手术区域20cm处,使用约束带妥善固定(距离手术野至少15cm)。安置麻醉护架时,高度距患者身体10~15cm,向头端倾斜20°~30°,以增大手术患者腹部区域手术助手操作范围。小腿和双上肢用约束带固定,松紧度适宜(以容纳一指为宜)(图7-5,图7-6)。

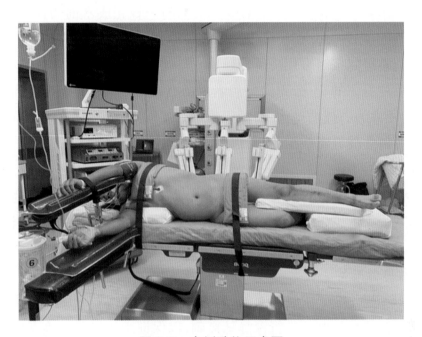

图7-5　右侧卧位示意图

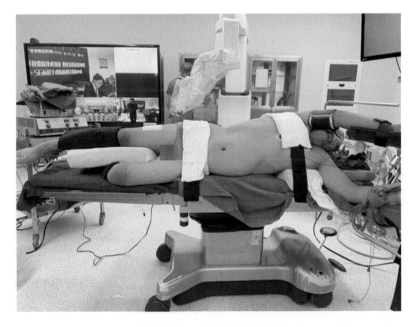

图7-6　左侧卧位示意图

（二）手术前护理

1. 仪器设备、器械耗材准备　手术前与基层医院手术室和供应室工作人员建立联系，评估基层医院的仪器设备、手术水平和手术意外情况的应急能力等，落实好与手术相关的仪器设备、器械耗材准备情况，必要时由区域医疗中心补充添加。

2. 心理护理　由基层医院手术室护士术前一日完成术前访视，访视时要详细了解患者肾上腺肿瘤分型。嗜铬细胞瘤和原发性醛固酮增多症的患者术前访视时，要强调遵医嘱按时服用降压药。皮质醇增多症患者，因体内激素水平的波动，导致一系列身体的变化，需做好患者的心理疏导，同时做好患者和家属对远程手术担忧顾虑的心理护理，介绍远程手术对基层医院患者的优势，确保其安全性，帮助患者树立战胜疾病的信心，以积极的心态配合远程手术。

（三）手术中护理

1. 手术仪器、设备的安置　机器人从手操作台车放置于患者的背侧手术区域，成像系统靠近患者背侧手术床头的侧前方。另外需备好腹腔镜设备、高频电刀、超声刀等中转腔镜手术或开放手术设备及器械等。

2. 手术患者准备

（1）静脉通路建立在健侧上肢，嗜铬细胞瘤患者需行 18G 静脉留置针穿刺，必要时配合麻醉科医师进行深静脉穿刺，以保证术中输液速度和输液量。完成全身麻醉后，由手术医师及麻醉科医师和巡回护士共同安置手术体位，确保体位安全牢固，有利于呼吸循环稳定，并保持肢体功能位。

（2）保护患者皮肤完整性。皮质醇增多症患者，尤其要做好皮肤防护，注意分散压力，避免局部皮肤长时间受压，预防压力性损伤。

（3）注意给患者保暖，预防术中低体温发生。

（4）基层医院配备有防血栓压力泵时，可在术前评估血栓风险，根据患者情况在术中进行肢体加压治疗，预防深静脉血栓的发生。

3. 术中手术配合

（1）基层医院器械护士配合要点：

1）基层医院手术室器械护士在区域医疗中心器械护士的指导下准备无菌物品，提前 30 分钟进行外科手消毒，铺无菌器械车，摆放无菌器械，和基层医院巡回护士共同清点所有的无菌物品，协助手术助手进行皮肤消毒，铺无菌单。

2）手术开始前，进行手术安全核查，手术开始后，协助区域医疗中心器械护士配合远程手术。

3）手术关闭切口前,和基层医院巡回护士共同完成手术物品清点。

4）手术结束后,整理手术敷料和器械。

（2）基层医院巡回护士配合要点:

1）基层医院巡回护士核对手术患者信息及术前准备情况,在健侧上肢建立静脉通路,嗜铬细胞瘤患者需行 18G 静脉留置针穿刺,必要时配合麻醉科医师进行颈内深静脉穿刺,备好负压吸引装置。巡回护士与器械护士双人清点手术物品,检查器械性能及完整性,及时准确记录在手术护理记录单上。

2）在区域医疗中心巡回护士指导下,合理摆放和安置手术相关的仪器设备等。

3）患者全麻气管插管后,在区域医疗中心巡回护士的指导下,配合手术医师、麻醉科医师妥善安置手术体位。手术开始前正确连接并调试仪器、设备,监督手术人员无菌操作,准备充足的手术物品,及时供应术中所需物品。术中快速补液,遵医嘱静滴氢化可的松 100mg,防止肾上腺肿瘤切除后发生肾上腺危象。

4）手术关闭切口前,器械护士和巡回护士共同清点手术台上所有无菌物品并检查器械完整性。

5）手术结束后,整理患者带入手术室所有物品,保持各种管路通畅,护送患者返回恢复室或病房。

（3）区域医疗中心器械护士配合要点:

区域医疗中心器械护士在基层医院器械护士的配合下,提前准备好机器人肾上腺肿瘤切除手术的无菌物品,提前 30min 外科手消毒,铺无菌器械车,协助安装机器人机械臂无菌保护套,熟练掌握机器人器械的使用和安装。术中密切关注手术进程,积极主动及时准确地传递手术器械,全神贯注配合手术。

（4）区域医疗中心巡回护士配合要点:

1）区域医疗中心巡回护士提前了解基层医院远程手术间的面积,根据手术需要,合理规划安置远程手术使用的仪器设备,机器人从手操控台车放置在患者背侧的手术区域。若基层医院手术室未配置 CO_2 中心管道,术中需使用 CO_2 气罐,需要提前确认 CO_2 气源充足。

2）患者全麻气管插管后,评估患者的皮肤情况,备好体位架和体位垫,与手术医师、麻醉科医师共同进行体位安置。采取 45°～60° 健侧卧位,患侧在上。患者手术区域皮肤消毒,铺无菌单后,巡回护士负责连接各种管路、连接线,包括机器人手术使用的高频电刀、超声刀,协助器械护士安装机械臂无菌保护套,连接机器人手术专用超声刀。

3）术中密切关注手术进程，及时处理远程手术中的意外情况。

4）手术结束后，护送患者返回病房或恢复室。

（四）手术后护理

基层医院巡回护士完成术后访视，了解患者术后康复情况。

二、肾肿瘤根治性切除术

（一）手术体位

1. 远程机器人肾肿瘤切除术采取45°～60°健侧卧位，头下置头枕，高度平下侧肩高，使颈椎处于水平位置。

2. 患者腹部贴近手术床边缘，腋下距肩峰10cm处垫胸垫，背侧肩胛区和臀部分别垫软枕，用挡板固定（图7-4）。

3. 健侧下肢自然屈曲小于45°，患侧下肢伸直，两腿之间垫软枕，骨隆突处注意使用海绵垫加以保护，避免受压。健侧上肢放置于托手板上，远端关节略高于近端关节。患侧上肢屈曲呈抱球状，置于可调节托手架上，远端关节略低于近端关节，双上肢略向头端弯曲倾斜。骨盆距离手术区域20cm处用约束带妥善固定（距离手术野至少15cm）。安置麻醉护架时，高度距患者身体10～15cm，向头端倾斜20°～30°，以增大手术患者腹部区域手术助手操作范围。小腿和双上肢用约束带固定，松紧度适宜（以容纳一指为宜）（图7-5，图7-6）。

（二）手术前护理

1. **仪器设备、器械耗材准备**　术前区域医疗中心与基层医院手术室和供应室工作人员建立联系，评估基层医院的仪器设备、手术水平和手术意外情况的应急能力等，落实好与手术相关的仪器设备、器械耗材准备情况，必要时由区域医疗中心补充添加。

2. **心理护理**　由基层医院手术室护士术前一日完成术前访视。做好患者和家属对远程手术担忧顾虑的心理护理，介绍远程手术对基层医院患者的优势，确保其安全性，帮助患者树立战胜疾病的信心，以积极的心态配合远程手术。

（三）手术中护理

1. **手术仪器、设备的安置**　机器人的从手操控台车放置于患者的背侧手术区域，成像系统靠近患者背侧手术床头的斜前方。另外需备好腹腔镜设备、高频电刀、超声刀等中转腔镜手术或开放手术设备及器械等。

2. 手术患者准备

（1）静脉通路建立在健侧上肢，完成全身麻醉后，留置导尿管并妥善固定。

（2）手术体位固定牢固，有利于呼吸循环稳定，并保持肢体功能位。

（3）保护患者皮肤完整性，注意分散压力，避免局部皮肤长时间受压，预防压力性损伤。

（4）注意患者保暖，预防术中低体温发生。

（5）基层医院配备有防血栓压力泵时，可在术前评估血栓风险，根据患者情况在术中进行肢体加压治疗，预防深静脉血栓的发生。

3. 术中手术配合

（1）基层医院器械护士配合要点

1）基层医院手术室器械护士在区域医疗中心器械护士的指导下准备无菌物品，提前 30min 进行外科手消毒，铺无菌器械车，摆放无菌器械，和基层医院巡回护士共同清点所有的无菌物品，协助手术助手进行皮肤消毒，铺无菌单。

2）手术开始前，进行手术安全核查，手术开始后协助区域医疗中心器械护士配合远程手术。

3）手术关闭切口前，与基层医院巡回护士共同完成手术物品清点。

4）手术结束后，整理手术敷料和器械。

（2）基层医院巡回护士配合要点

1）基层医院巡回护士核对手术患者信息及术前准备情况，在健侧上肢建立静脉通路，备好负压吸引装置和基层医院器械护士双人清点手术物品，及时记录手术护理记录单。在区域医疗中心巡回护士指导下，合理安置和检查器械性能及完整性，摆放手术相关的仪器设备等。

2）患者气管插管全麻后，留置无菌导尿管。在区域医疗中心巡回护士的指导下，配合手术医师、麻醉科医师安置手术体位，术中正确连接并调试仪器设备，监督手术间内所有人员的无菌操作，准备充足的手术物品，及时供应术中所需物品。

3）手术关闭切口前，与基层医院器械护士共同清点手术台上所有无菌物品并检查器械完整性。

4）手术结束后，整理患者带入手术室的所有物品，保持各种管路通畅，护送患者返回恢复室或病房。

（3）区域医疗中心器械护士配合要点：

区域医疗中心器械护士在基层医院器械护士配合下,提前准备好机器人肾肿瘤根治性切除手术的无菌物品,提前 30min 外科手消毒,铺无菌器械车,协助安装机器人机械臂无菌保护套,熟练掌握机器人器械的使用和安装。术中密切关注手术进程,积极主动及时准确地传递手术器械,全神贯注配合手术。

（4）区域医疗中心巡回护士配合要点

1）区域医疗中心巡回护士提前了解基层医院远程手术间的面积,根据手术要求规划安置远程手术使用的仪器设备,机器人从手操控台车放置在患者背侧的手术区域。若基层医院手术室未配置 CO_2 中心管道,术中需使用 CO_2 气罐,需要提前确认 CO_2 气源充足。

2）患者全麻气管插管后,基层医院巡回护士完成无菌留置导尿管,评估患者的皮肤情况,备好体位架和体位垫,与手术医师、麻醉科医师共同进行体位安置,采取 45°~60° 健侧卧位,患侧在上。

3）患者手术区域皮肤消毒,铺无菌单后,巡回护士负责连接各种管路、连接线,包括机器人使用高频电刀、超声刀,协助区域医疗中心器械护士安装机械臂无菌保护套,连接远程机器人专用超声刀。

4）术中密切关注手术进程,及时处理远程手术中的各种意外情况。

5）手术结束后,护送患者返回病房或恢复室。

（四）手术后护理

基层医院巡回护士完成术后访视,了解患者术后康复情况。

（牟保英）

第五节　远程手术患者复苏期护理

机器人辅助下手术与普通腹腔镜手术相比,出血更少且术后的恢复更快,但机器人手术术前准备繁琐,体位摆放复杂,可能会影响到患者的麻醉恢复质量。患者手术后进入麻醉恢复室,麻醉恢复室护士与巡回护士核对患者身份,全面了解患者情况,严密观察生命体征及意识变化,给予患者舒适安全的护理。

一、常规护理

执行麻醉恢复室常规护理。

二、病情观察

（一）体位

患者术后取去枕仰卧位,拔除气管插管后头偏向一侧,床头抬高 15°~30°。

（二）监测呼吸和呼气末 CO_2

远程机器人手术是在 CO_2 气腹下完成,容易造成患者高碳酸血症,可根据动脉血气结果,及时调整呼吸机参数。

（三）监测心率和血压

由于术中使用气腹,可能造成腹压增高,导致血流动力学发生改变,影响心功能;若手术未放置引流管,可根据心率及血压变化判断有无腹腔出血。

（四）管路护理

手术后患者的腹腔引流管、尿管及静脉管路应保持通畅,妥善固定,管道标识完整,及时观察并记录引流的颜色、性状和量。若发现腹腔引流出大量鲜红色血液,要及时通知医师。

（五）疼痛护理

评估患者的疼痛程度,遵医嘱给药,或使用镇痛泵进行镇痛治疗,减轻患者疼痛感。

（六）心理护理

给予紧张患者解释安慰和心理支持,解除其紧张焦虑,恢复室内可播放轻柔舒缓的音乐,有利于患者情绪的放松。

（七）体温管理

监测患者体温,及时加盖毛毯或棉被,必要时使用充气加温设备,避免患者发生低体温、烦躁、寒战等。

远程机器人手术对患者创伤小、恢复快,但在麻醉复苏期间,护理人员仍需密切观察,不能掉以轻心,达到恢复室转出标准后,将手术患者护送回病房。

（苏赛男）

参 考 文 献

[1] ALMAZEEDI S M,ALHASAN A,ALSHERIF O M,et al. Employing augmented reality tele-surgery for COVID-19 positive surgical patients[J]. Br J Surg 2020,107:e386-e387.

[2] ZHENG J,WANG Y,ZHANG J,et al. 5G ultra-remote robot-assisted laparoscopic surgery in China[J]. Surg Endosc 2020,34:5172-5180.

［3］高长青. 机器人外科学［M］. 北京:人民卫生出版社,2015.

［4］ACEMOGLU A,PERETTI G,TRIMARCHI M,et al. Operating From a Distance:Robotic Vocal Cord 5G Telesurgery on a Cadaver［J］. Ann Intern Med 2020,173:940-941.

［5］郭莉. 手术室护理实践指南［M］. 北京:人民卫生出版社,2020.

［6］SHAO W,WANG H,CHEN Q,et al. Enhanced recovery after surgery nursing program,a protective factor for stoma-related complications in patients with low rectal cancer［J］. BMC Surg 2020,20:316.

［7］XU Q,ZHU M,LI Z,et al. Enhanced recovery after surgery protocols in patients undergoing liver transplantation:A retrospective comparative cohort study［J］. Int J Surg 2020,78:108-112.

［8］RIPOLLÉS-MELCHOR J,RAMÍREZ-RODRÍGUEZ J M,CASANS-FRANCÉS R,et al. Association Between Use of Enhanced Recovery After Surgery Protocol and Postoperative Complications in Colorectal Surgery:The Postoperative Outcomes Within Enhanced Recovery After Surgery Protocol (POWER) Study［J］. JAMA Surg 2019,154:725-736.

［9］ABBOU C C,HOZNEK A,SALOMON L,et al. Laparoscopic Radical Prostatectomy with a Remote Controlled Robot［J］. J Urol 2017,197:S210-s212.

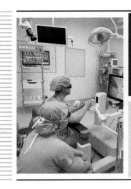

第八章

5G 远程手术护理质量管理

第一节 远程手术护理管理制度

一、手术安全核查制度

根据对多家基层医院的调查发现,基层医院医师对核心制度的执行仍存在诸多偏差。远程手术的开展不仅传授了手术技巧,也为基层医院核心制度的有效落实提出可行性建议,如手术安全核查制度,需要麻醉科医师、手术医师、手术室护士共同参与,但个别医院只有麻醉科医师和护士两方核查,手术医师重视不够。

二、手术物品清点制度

多家基层医院护理人员对手术物品清点制度落实不到位、原位清点、逐项即刻记录、清点时机的把控等存在随机性,比如巡回护士和器械护士未在手术开始前清点手术物品,未能做到边清点、边记录等。通过不良事件回顾,可规范基层医院的手术物品清点制度。

三、手术参观制度

按照手术室管理规范要求,手术间内参观人数不多于 3 人。尤其在开展一些新技术时,由于大家学习积极性较高或对新事物的好奇,容易忽略院感管理,媒体记者的涌入、无关人员的旁观,存在院感隐患,基层医院手术室护士长须严格落实与把控手术参观人数,保证院感安全。

(魏丽丽)

第二节　远程手术护理质量管理

一、远程手术护理质量管理

（一）基础质量管理

手术间布局合理、环境整洁,消毒隔离到位,参与手术配合的护理人员有规范的培训计划,并保证培训到位;分工明确,专人落实对接;保证手术所需器械耗材及仪器设备准备充足、完好备用。器械敷料消毒灭菌合格,在有效期内使用。

（二）环节质量

每台手术结束后,及时反馈各环节存在的问题,提出改进意见,包括手术体位摆放、设备对接摆位、器械使用配备、手术沟通配合等。尤其在开展前5例时,存在设备故障频繁、器械消毒灭菌不及时、多台手术器械不足和护理人员配合不熟练等问题,对各环节问题反复梳理与解决,保证远程手术顺利开展。

（三）终末质量

定期召开机器人手术团队会议,分门别类归纳各项工作存在问题,逐一反馈,进行阶段性总结与评价,对安全问题及不良事件采用PDCA循环管理模式进行持续改进。

二、护理质量监测指标

随着远程手术各项工作的逐步规范,我们总结并提出与远程手术护理质量密切相关的质量控制指标:术前准备完善管理达标率、手术安全核查执行达标率、手术物品清点执行达标率、深静脉血栓预防护理质量达标率、手术压力性损伤防护护理质量达标率、手术体位规范摆放达标率、护理文书质量达标率、手术患者转交接质量达标率,将以上质量监测指标作为远程手术护理质量管理的重要抓手,从多维度保证远程机器人手术在各家医院有效统一的开展。

三、手术室管理者在全面质量管理中的作用

手术室管理者在机器人手术中起着总体协调与管理的作用,把区域医疗中心与基层医院的手术室管理者、供应室管理者联系起来,针对远程手术配合中的

质量管理要素及关注内容,做好区域医疗中心与基层医院的有效分工,使工作顺畅有序,不遗漏、不凌乱;尤其在当日开展远程手术 3 例及 3 例以上时,须提前协调好连台器械的消毒灭菌及质量把控。区域医疗中心手术室管理者作为主导,及时与基层医院建立沟通渠道,规范流程、统一质控标准。因患者在基层医院手术室进行远程手术,所以整个项目的大部分护理质量管理工作,主要由基层医院的手术室护士长完成。护士长应在每次手术后梳理整个流程存在的问题,如器械设备类、消毒隔离类等,并针对存在的问题进行讨论,提出整改方案,并落实实施。

(郑 岩)

第三节 围手术期手术物品管理

一、基础器械的管理

5G 远程机器人手术参与医院多为基层医院,考虑到各家医院手术器械差异,我们采用了基础器械清单式管理模式,简明扼要,以达到各家医院统一化,保障手术安全顺利完成。

(一) 基础开腹器械清单(表 8-1)

表 8-1 基础开腹器械

器械名称	数量
手术剪	3
手术刀柄	2
小号止血钳	2
中号止血钳	8
大号血管分离钳	2
持针器	2
艾利斯钳	4
布巾钳	6
海绵钳	2
组织镊	4

器械名称	数量
组织拉钩	2
腹壁拉钩	2
S 拉钩	2
吸引管	1

（二）基础腔镜器械清单（表 8-2）

表 8-2　基础腔镜器械

器械名称	数量
分离钳	2
无损伤抓钳	2
组织分离钳	1
血管结扎钳（大号）	1
血管结扎钳（中号）	1
持针器	1
手术剪	1
单极电凝钩	1
双极电凝钳	1

二、机器人专用器械管理

机器人专用器械清单（表 8-3）

表 8-3　机器人专用器械

器械名称	数量
3D 镜头	1
无损伤抓钳	1
超声手术刀	1
电凝钩	1

三、开腹器械管理

因远程手术存在机器人设备操作复杂,网络信号不稳定等不确定因素,术前须提前准备开腹器械放置于手术间备用,如遇特殊情况需要终止远程手术时,立即中转开放手术,以保障手术患者安全。

(牟保英)

第四节 远程手术安全管理

一、远程手术安全管理的概述

手术室是医院医疗护理风险最高的科室之一,安全隐患存在于各个环节。远程机器人手术存在手术环节多、技术难度高、网络传输速度不稳定等影响因素,所以远程手术安全管理尤为重要。建章立制,科学精准协调管理,分析存在的安全隐患,加强防范,才能保证手术安全顺利进行。

二、远程手术安全护理规范

由于远程手术选择的多为基层医院,护理技术水平、工作流程、文书书写要求等存在较大差别。为保障患者手术安全,以此次远程手术为契机,对手术安全质量环节进行统一规范。

(一)手术患者交接单

1.《手术患者交接记录单》作为手术患者围手术期的重要护理文书,书写要求文字工整,字迹清晰,书写及时,修改规范,内容客观真实,与医疗、麻醉相关文书记录一致。

2. 根据《手术室护理实践指南》要求,明确手术患者转运交接原则

(1) 转运人员应为有资质的医院工作人员;

(2) 转运交接过程中应确保患者身份正确;

(3) 转运前确认患者的病情适合且能耐受转运;

(4) 转运前确认转运需要携带的医疗设备及物品,并确认功能完好;

(5) 转运中确保患者安全、固定稳妥;

(6) 交接过程中应明确交接内容及职责,并按《手术患者交接记录单》

记录。

3. 手术患者转运交接

（1）手术患者入手术室的转运交接：

1）转运前，基层医院手术室巡回护士确认手术患者信息，并通知病房。病房护士应确认手术患者的术前准备已完成。转运人员与病房护士共同确认患者信息，交接需带入手术室的物品。

2）患者进入术前准备室或手术间，巡回护士应确认手术患者信息及携带物品并记录。

（2）手术患者出手术室的转运交接：

患者离开手术室前，巡回护士应确认各种管道通畅并妥善固定，携带手术患者的物品，准确填写《手术患者交接记录单》，通知接收科室及患者家属。

（二）手术安全核查表

手术安全核查表是指由具有执业资质的手术医师、麻醉科医师、手术室护士，根据所在医院规范，分别在麻醉实施前、手术开始前和患者离开手术室前，由手术医师或麻醉科医师主持，根据《手术安全核查表》共同对患者身份和手术部位等内容逐项进行核查的表格式记录。每一步核查无误后方可进行下一步操作，不得提前或者延后填写表格。核查结束后，由三方签名确认。手术过程若更换手术医师、麻醉科医师或手术室护士时，应据实签名。

（三）手术物品清点记录单

1. 手术物品清点记录单是对手术患者所用手术物品（包括手术敷料、手术器械、手术特殊物品）进行清点核对的记录。所有填写项目勿空格，对于手术未涉及的物品及项目，在相应空格内打对角斜线。

2. 手术物品清点记录内容

手术物品清点记录内容包括患者姓名、科别、病案号、手术日期、手术名称、手术所用手术物品数量及完整性的清点核对、巡回护士和器械护士或手术医师签名等。

3. 手术物品清点原则

（1）双人逐项清点原则；

（2）同步唱点原则；

（3）逐项即刻记录原则；

（4）原位清点原则。

4. 手术物品清点时机

（1）第一次清点,即手术开始前;

（2）第二次清点,即关闭体腔前;

（3）第三次清点,即关闭体腔后;

（4）第四次清点,即缝合皮肤后。

5. 如清点时发现手术物品的数量及完整性有误,护士应及时告知主刀医师、麻醉科医师,并与医师共同查找,必要时根据物品性质采取相应辅助手段查找。如采用各种手段仍未找到,应进行 X 线辅助确认,确保物品不遗留患者体内,由手术者(主刀医师)、巡回护士、器械护士签字,按清点意外不良事件进行上报并记录。

三、远程手术不良事件管理

远程机器人手术设备操作步骤复杂,存在两地手术环节多、技术难度要求高、网络传输速度不稳定等影响因素,较易出现器械耗材准备不全、设备操作不熟练、网络传输延迟等影响手术顺利进行的不良事件。发生不良事件须在24~48h 内登录不良事件报告系统上报,并在手术团队内进行讨论,提出整改措施。

在手术前,通过组织手术团队的多学科讨论,对不良事件提前进行预知及干预,并对出现的不良事件及时进行反馈整改,可以最大程度减少不良事件的发生。

四、远程手术紧急事件的处理

（一）远程手术突发大出血

1. 当手术过程中出现手术视野瞬间模糊,无法辨识出血部位时,遵照手术医师指示改为腔镜或中转开腹手术。

2. 巡回护士立即移走床旁设备,立即开启开腹器械及血管器械,与器械护士立即清点器械并做好记录。必要时巡回护士加开静脉通路,快速补液输血,密切观察患者生命体征变化,保证台上台下物品供应及时、准确。

3. 器械护士配合手术医师快速做好手术止血工作,及时与巡回护士沟通,及时备齐台上所需物品,并及时清点。

（二）机器人或远程网络故障

1. 与工程师及时沟通反馈,协助快速排除故障。

2. 确定故障无法修复时,巡回护士协助移走机器人床旁设备,器械护士移走机器人器械并进行清点记录。

3. 手术医师快速进行评估,采取何种手术方式,根据实际情况,决定中转为腔镜或开放手术。

4. 巡回护士及器械护士及时开启腔镜或开放手术器械,清点正确,快速完成手术配合。

（丁雪梅）

第五节　5G 远程手术感染管理与控制

5G 远程手术感染管理要求与腔镜手术相同,均须严格遵循手术室消毒隔离制度要求;所用器械敷料必须严格按照消毒灭菌要求完成备用;一次性耗材一次性使用,严禁重复使用;手术室进出人员严格按照规定审批并控制参观人员数量;疫情期间严格按照疫情要求全面核查患者及进出手术室人员;规范处置手术间环境及物体表面;规范处置医疗垃圾及废物。

一、感染预防与控制

1. 手术室消毒隔离制度;

2. 手术室参观制度;

3. 各种感染手术的管理制度;

4. 医疗废物安全管理制度;

5. 手术人员着装要求;

6. 手术室环境表面清洁与消毒要求;

7. 各种感染手术的处置要求;

8. 感染防控相关事件的应急预案;

9. 手术相关风险操作防护要求。

二、机器人手术器械的消毒灭菌与储存

机器人手术器械属于精密器械,使用后须安排手术室与供应室护士专人一

对一交接,当面检查机器人专用 3D 腹腔镜镜头的物镜情况及光纤有无光学损坏情况,检查手术器械性能及完整性,运输过程中注意保护镜头物镜端,做到安全运输。

（一）机器人手术器械清洗

1. 机器人专用 3D 腹腔镜镜头

（1）机器人专用 3D 腹腔镜镜头又称三维腹腔内镜,在开始进行清洁之前需要将三维内镜的摄像模块与三维腹腔内镜拆开,使用软布擦拭三维腹腔内镜上残留的污垢;

（2）完全浸泡于 pH 值为中性至弱碱性酶剂溶液箱中,或者将酶剂溶液喷洗湿润所有表面,并包裹一块湿布以保持端部潮湿;

（3）浸泡 15min,在冷水中漂洗整个内镜至少 60s;

（4）在浸没或在水下时刷洗:避开物镜端和集成照明及观察光路转接端口,使用尼龙刷彻底刷洗至少 60s 直至污垢完全去除;

（5）擦拭物镜端、集成照明和观察光路转接端口:擦拭两端部直至污垢完全去除;

（6）漂洗:使用高纯水漂洗整个三维腹腔内镜至少 60s,直至可见污垢和清洁剂完全去除。

（7）切勿使用超声波清洁三维腹腔内镜,并且处理三维腹腔内镜的温度不得超过 70℃。

2. 机器人专用手术器械　器械由器械盒、器械杆和器械头端组成。器械盒上有器械杆冲洗端口、器械盒冲洗端口和盘片。器械杆冲洗端口内装有冲水管,可将水流引入到器械杆内完成清洗。盘片可控制器械头端关节运动。器械头端包含腕部关节和夹持钳叶,腕部关节具有杆自转、偏转和末端自转 3 个运动关节。

清洗步骤:器械外表面擦洗→器械杆冲洗端口冲洗→灌注和超声波清洗→重复冲洗→重复擦洗→冲洗器械外部→干燥→润滑。

（二）机器人手术器械消毒灭菌

1. 机器人专用 3D 腹腔镜镜头　按照低温等离子灭菌设备的使用说明,选择"标准模式"对三维腹腔内镜进行灭菌。

2. 机器人专用手术器械　使用高压蒸汽灭菌方法,灭菌参数如下。温度:134℃;压力:201.7~229.3kPa;最短暴露时间:4min;平均干燥时间:20min。

蒸汽消毒完毕之后,将所有部件冷却到室温。温度突变可能损坏器械的部件,不建议使用快速冷却。

3. 器械的储存　完成灭菌的手术器械应储存在无菌准备室内备用,无菌准备室温湿度符合储存要求。

三、手术后终末处置

1. 基于标准预防(standard precautions)的理念,手术结束后,手术间物体表面及地面均使用含有效氯 1 000mg/L 的消毒液进行擦拭,及时清空手术间内所有垃圾,正确进行垃圾分类,医疗垃圾及时封扎,粘贴封口贴并注明手术间序号及台次。

2. 接台手术之间:应对手术台及周边至少 1～1.5m 范围的高频接触物表面进行清洁与消毒。

3. 全天手术结束后应对所有物体表面进行终末清洁和消毒(可除 2m 以上的墙面、天花板)。

(苏赛男)

参 考 文 献

[1] HUFFMAN EM,ROSEN SA,LEVY JS,et al. Are current credentialing requirements for robotic surgery adequate to ensure surgeon proficiency? [J]. Surg Endosc 2021,35:2104-2109.

[2] TYSON AF,CAMPBELL EF,SPANGLER LR,et al. Implementation of a Nurse-Driven Protocol for Catheter Removal to Decrease Catheter-Associated Urinary Tract Infection Rate in a Surgical Trauma ICU[J]. J Intensive Care Med 2020,35:738-744.

[3] GARBUTT AM. Working towards clinical effectiveness-a multi-disciplinary approach to robotic surgery[J]. Ann Cardiothorac Surg 2019,8:255-262.

[4] BJØRO B,MYKKELTVEIT I,RUSTØEN T,et al. Intraoperative peripheral nerve injury related to lithotomy positioning with steep Trendelenburg in patients undergoing robotic-assisted laparoscopic surgery-A systematic review[J]. J Adv Nurs 2020,76:490-503.

[5] MWAPASA G,PITTALIS C,CLARKE M,et al. Evaluation of a Managed Surgical Consultation Network in Malawi[J]. World J Surg 2021,45:356-361.

[6] TIAN W,FAN M,ZENG C,et al. Telerobotic Spinal Surgery Based on 5G Network:The First 12 Cases[J]. Neurospine 2020,17:114-120.

[7] SAMAREH A,CHANG X,LOBER WB,et al. Artificial Intelligence Methods for Surgical Site Infection:Impacts on Detection,Monitoring,and Decision Making[J]. Surg Infect (Larchmt) 2019,20:546-554.

[8] 武迎宏,蒋荣猛. 临床医务人员职业安全防护指导手册[M]. 北京:人民卫生出版社,2020.

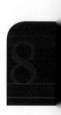

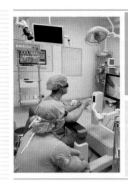

第九章

远程泌尿外科上尿路手术

第一节　远程机器人辅助腹腔镜右侧肾上腺切除术

一、麻醉与体位

患者全身麻醉后,一般不留置经鼻胃管和导尿管。将患者体位摆至健侧45°~60°斜卧位,固定躯干。头颈部用枕垫垫起以维持自然状态,腋窝用软垫防止臂丛神经损伤;左、右上肢分别用托板托起并适当固定,肘部略弯曲;右侧下肢弯曲;左侧下肢伸直;无需升高腰桥,将患者与手术床固定稳定(图9-1)。

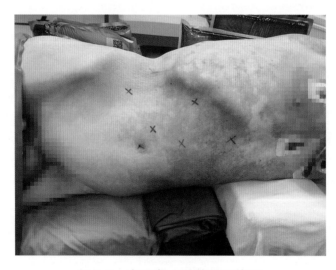

图9-1　右侧肾上腺体位示意图

二、建立气腹,置入套管

远程机器人上尿路手术,镜头通道穿刺套管有多种入路,根据我们的经验选用经脐旁入路,于脐头侧 2cm 腹直肌旁线处纵行切开 10mm 切口,两把巾钳钳夹并上提腹壁,插入气腹针;流水实验成功后,接气腹,气腹压设定在 12mmHg;拔出气腹针后,插入 10mm 套管并连接气腹管。置入镜头,直视下放置其他套管:右侧肋缘下 2cm 锁骨中线放置 10mm 套管(1 号臂),平脐第一个套管外侧 8cm~10cm(一掌宽)放置 10mm 套管(2 号臂),镜头套管头侧 8cm 处放置 12mm 套管(辅助通道),剑突下偏右侧放置 5mm 套管(挑肝)(图 9-2)。

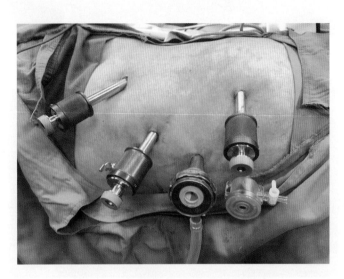

图 9-2　右侧肾上腺手术套管分布

我们选用的机器人是 2 臂的,镜头由助手手扶,机器臂跨过患者背侧后与相应的穿刺通道进行对接,对接成功后,适当将 2 个臂向外牵拉,使腹壁外凸,扩大手术视野,术中可获得最大空间,减少机械臂与其他辅助臂互相干扰的机会。确保安全后,1 号臂放置超声刀或电凝钩,2 号臂放置无创钳。

三、充分显露肾上腺区域

由助手从剑突下辅助通道进入器械挑肝,我们的经验是用腹腔镜手术钳钳夹纱布条,既保证无创又能实现精准挑肝。清理粘连带后,进一步挑起肝脏,超声刀沿肝脏下缘切开后腹膜,离断肝肾韧带(图 9-3),内侧至下腔静脉右侧缘,外侧至侧腹壁(此时在下腔静脉上方或右侧缘处注意避开肝短静脉,以免损伤)。离断外侧时将肝脏三角韧带一并切断(图 9-4),使脂肪囊外侧层面与肝脏之间进一步游离,将肝脏完全挑起,此时可充分显露右侧肾上腺区域,部分病人可见到肾上腺边缘和肿瘤(视频 9-1)。

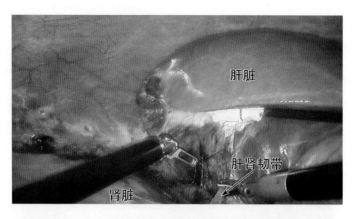

图 9-3　离断肝肾韧带

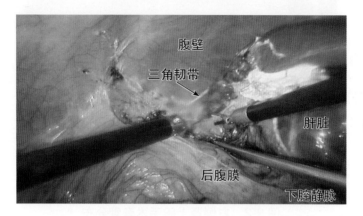

图 9-4　脂肪囊与肝脏之间分离,离断三角韧带

四、分离肾脏面

　　沿右肾上极内侧相对无血管区打开肾周筋膜,切开脂肪囊,显露肾脏,沿肾脏表面分离(图 9-5),向下分离至腰肌层面(图 9-6),向外侧分离至肝脏下缘,将肾脏面完整切下。分离右肾上极内侧时,注意避开肾上极异位动脉,以免损伤(视频 9-2)。

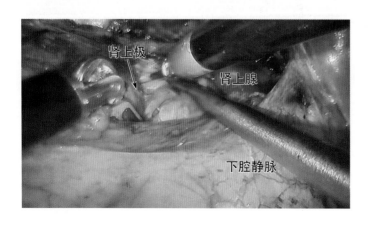

图 9-5　沿右肾上极表面分离

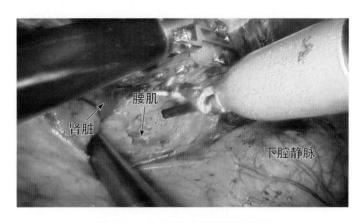

图 9-6　向下分离至腰肌层面

五、分离下腔静脉面

　　沿下腔静脉右侧缘继续向上方分离,牵拉肾上腺,尽量能显露右侧肾上腺内侧缘,沿着肾上腺边缘分离,离断与下腔静脉之间的纤维条索(图 9-7),即可最大限度地避免出血可能。继续向肝下缘方向分离,右侧肾上腺中央静脉较短,一般可在肝下缘与下腔静脉右侧缘夹角处显露,可采用分束结扎法,近心端夹闭一枚 Hem-o-lok(图 9-8),远心端用超声刀电凝离断(视频 9-3)。

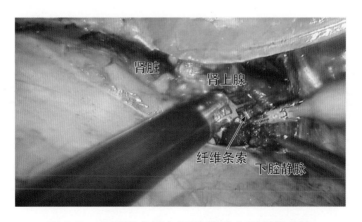

图 9-7　离断肾上腺与下腔静脉之间纤维条索

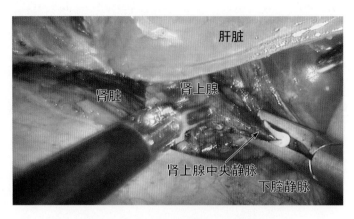

图 9-8　Hem-o-lok 夹闭肾上腺中央静脉

六、分离肝脏面

　　肾上腺中央静脉离断后，继续沿着腰大肌表面游离，将肾上腺背侧缘充分游离。牵拉肾上腺后切除肝脏面，肝脏面肾上腺大部分位置较深，可采用小口蚕食、边挑边切法，尽量完整切除，部分病人也可于此处保留部分正常肾上腺组织（图 9-9），用 Hem-o-lok 处理后离断，肝脏面完全离断后，将肾上腺连同肿瘤一并切下（图 9-10，视频 9-4）。

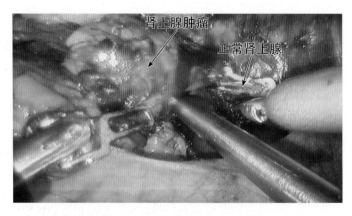

图 9-9　保留部分正常肾上腺组织

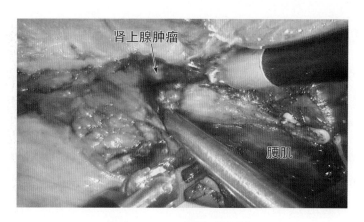

图 9-10　切除肾上腺肿瘤

七、取出标本

仔细止血,降低气腹压,检查有无出血点。将肾上腺及肿瘤装入标本袋,适当延长套管切口取出。根据情况留置或不留置腹腔引流管,缝合切口。

（牛海涛　杨学成）

第二节　远程机器人辅助腹腔镜左侧肾上腺切除术

一、麻醉与体位

麻醉和体位请参见本书第九章第一节"远程机器人辅助腹腔镜右侧肾上腺切除术",将患者体位摆至右侧 45°~60°斜卧位(图 9-11)。

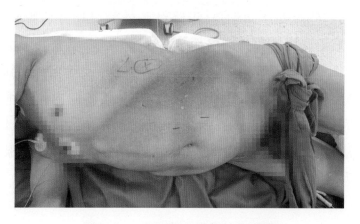

图 9-11　左侧肾上腺体位示意图

二、建立气腹，置入套管

选用经脐旁入路，于脐头侧 2cm 腹直肌旁线处纵行切开 10mm 切口，两把巾钳钳夹并上提腹壁，插入气腹针；流水实验成功后，接气腹，气腹压设定在 12mmHg；拔出气腹针后，插入 10mm 套管并连接气腹管。置入镜头，直视下放置其他套管：左侧肋缘下 2cm 锁骨中线放置 10mm 套管（2 号臂），脐下 2cm 左侧腋前线放置 10mm 套管（1 号臂），脐下 2cm 镜头套管 8~10cm（1 掌宽）处放置 12mm 套管（辅助通道）（图 9-12）。

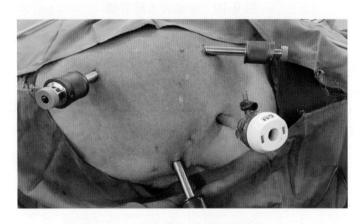

图 9-12　左侧肾上腺手术套管分布

与右侧肾上腺手术相同，连接机器人机械臂，确保安全后，1 号臂放置超声刀或电凝钩，2 号臂放置无创钳。

三、充分显露肾上腺区域

清理大网膜与侧腹壁之间粘连，沿降结肠外侧缘切开后腹膜（图 9-13），将结肠牵拉向内侧，沿肾周筋膜外侧层面分离（图 9-14），下至肾下极平面，向上将脾肾韧带离断（图 9-15），一般无须离断脾结肠韧带。继续沿肾周筋膜外侧层面分离（图 9-16），此时由于重力作用，结肠向内侧下垂，胰尾和脾脏完全内翻。分离过程中注意避开脾动静脉，以免损伤。最上缘到达膈下，可见胃大弯侧，此时可充分显露左侧肾上腺区域，部分病人可见到肾上腺边缘和肿瘤（视频 9-5）。

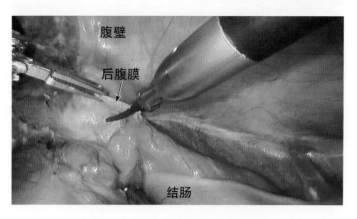

图 9-13 结肠外侧切开后腹膜

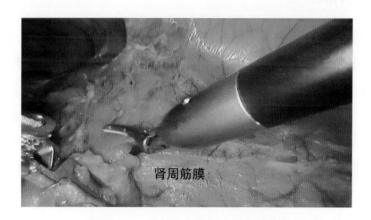

图 9-14 肾周筋膜外侧层面分离

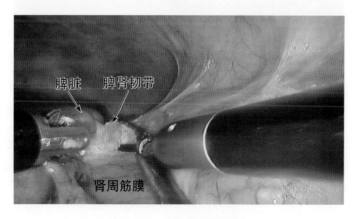

图 9-15 离断脾肾韧带

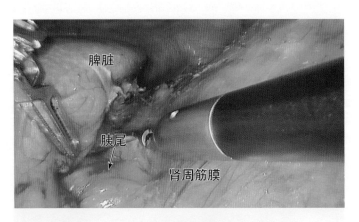

图 9-16   继续沿肾周筋膜外侧层面分离

四、分离左肾静脉面

　　沿左肾静脉与左侧肾上腺下缘之间切开肾周筋膜（图 9-17），由于左肾静脉位置一般紧贴肾周筋膜，钝性分离后很容易发现偏蓝色静脉，切开肾静脉鞘，继续沿左肾静脉上缘由外向内分离，寻找到左侧肾上腺中央静脉（图 9-18），此时注意避免损伤左肾动脉前侧分支。如果术中能显露肾上腺最下缘，也可不分离左肾静脉，沿着肾上腺下缘由外向内分离来寻找肾上腺中央静脉，即可最大限度地避免误伤左肾动脉前支。分离好肾上腺中央静脉后，近心端一般夹闭一枚 Hem-o-lok，远心端用超声刀电凝离断（图 9-19，视频 9-6）。

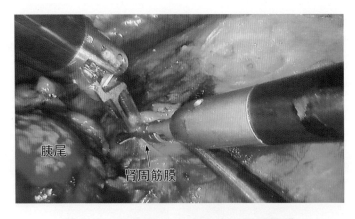

图 9-17   左肾静脉上缘处切开肾周筋膜

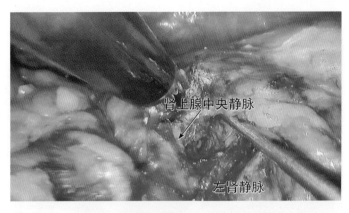

图 9-18　分离出肾上腺中央静脉

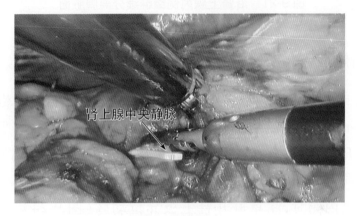

图 9-19　超声刀离断肾上腺中央静脉

五、分离脾脏面

　　处理完左侧肾上腺中央静脉后,继续沿着腰大肌表面游离(图 9-20),将肾上腺背侧缘充分游离,沿左侧肾上腺内侧缘继续向上方分离脾脏面(图 9-21),此时可见膈下静脉回流支,注意保留(视频 9-7)。

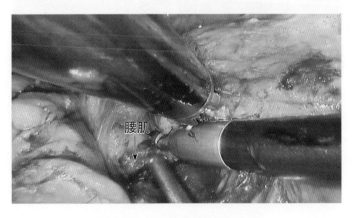

图 9-20　沿腰大肌层面分离

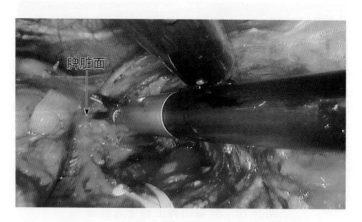

图 9-21 沿肾上腺内侧缘继续分离脾脏面

六、分离肾脏面

向内上方牵拉肾上腺，保持张力，离断肾上腺周边纤维条索和肾上腺动脉，也可用 Hem-o-lok 夹闭离断（图 9-22）。分离肾上极，打开肾周筋膜，切开脂肪囊，显露肾脏，沿肾脏表面分离，向下分离至腰肌层面，向上分离至膈下，将肾脏面完整切下（图 9-23）。分离左肾上极内侧时，注意避开肾上极异位动脉（图 9-24），以免损伤（视频 9-8）。

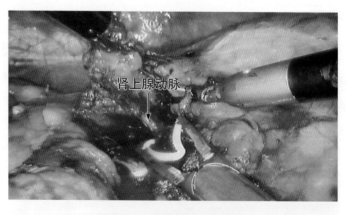

图 9-22 离断肾上腺动脉

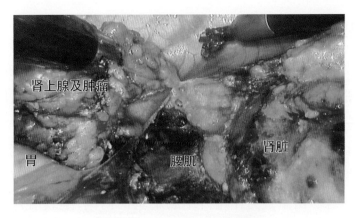

图 9-23 切下肾上腺及肿瘤

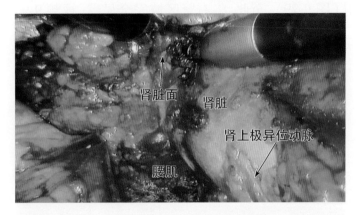

图 9-24 可见肾上极异位动脉

七、取出标本

仔细止血,降低气腹压,检查有无出血点。将肾上腺及肿瘤装入标本袋,适当延长套管切口取出。根据情况留置或不留置腹腔引流管,缝合切口。

（牛海涛 杨学成）

第三节 远程机器人辅助腹腔镜 右肾根治性切除术

麻醉和体位,建立气腹,置入套管以及机器人操作系统的对接同右侧肾上腺切除术,请参见本书第九章第一节"远程机器人辅助腹腔镜右侧肾上腺切除术"。

一、充分显露右肾区域

离断肝脏外侧三角韧带,自制钳夹纱布条挑起肝脏(图 9-25),将肝脏下缘后腹膜切开(图 9-26),内侧至下腔静脉右侧缘,外侧至侧腹壁,沿脂肪囊外侧缘间隙分离,进一步挑起肝脏,此时靠近下腔静脉处注意避开肝短静脉,以免损伤。沿升结肠外侧切开后腹膜(图 9-27),钝性分离显露肾周筋膜外侧层面,钝性、锐性相结合,沿该层面继续分离(图 9-28),向下至髂窝,向上至肝脏下缘。由于重力作用升结肠下垂向内侧,继续沿肾周筋膜外侧层面分离,将十二指肠推向内侧,显露下腔静脉右侧缘及右侧生殖静脉(图 9-29),至此,将右肾区域完全显露(视频 9-9)。

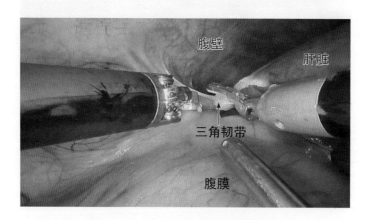

图 9-25　切开三角韧带,挑起肝脏

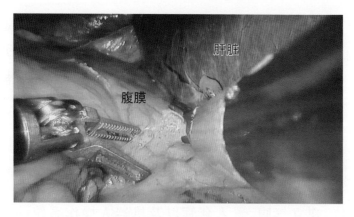

图 9-26　切开肝下缘后腹膜,进一步挑起肝脏

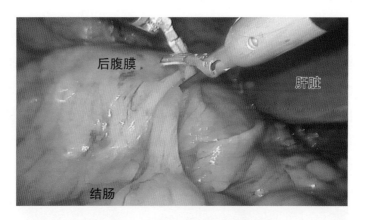

图 9-27　升结肠外侧切开后腹膜

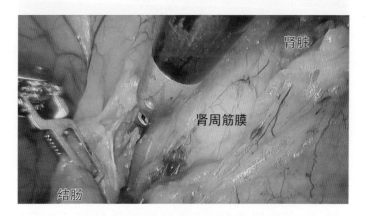

图 9-28　紧贴肾周筋膜前层面分离

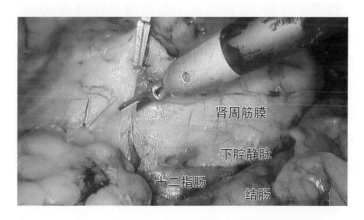

图 9-29　分离十二指肠，显露下腔静脉右侧缘

二、挑起肾脏，找到腰大肌层面

在肾下极平面，生殖静脉外侧缘打开肾周筋膜，钝性分离至腰大肌层面，分离过程中可显露输尿管，将输尿管连同肾下极一并挑起（图9-30），继续沿下腔静脉右侧缘向头端分离，直至肾门部，此时注意有无肾下极异位动脉，避免误伤引起出血，同时分离并扩大腰大肌层面（视频9-10）。

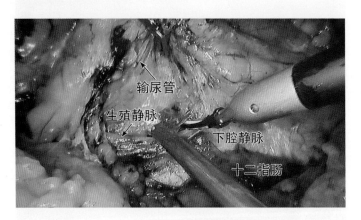

图9-30　肾下极内侧生殖静脉旁挑起肾脏

三、处理肾血管

打开肾静脉鞘，游离右肾静脉，注意显露肾静脉与下腔静脉交角时，既要游离充分，又要避免暴力造成静脉壁撕裂。挑起右肾静脉后一般可显露右肾动脉（图9-31），打开动脉鞘，尽量贴近下腔静脉平面分离，大部分可游离出肾动脉主干，有时右肾动脉分支较早，不必要强求寻找主干，可分别结扎离断。

若离肾脏太近分离，此时肾动脉已分支，往往出现漏扎情况，引起不必要的出血。充分游离动静脉后，助手用Hem-o-lok依次处理肾动脉和肾静脉，近心端2个，远心端1个（图9-32，图9-33，视频9-11）。

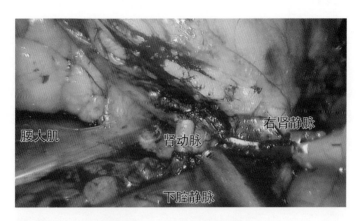

图 9-31 游离右肾动脉

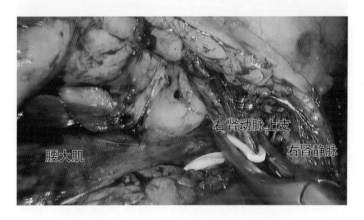

图 9-32 用 Hem-o-lok 夹闭右肾动脉

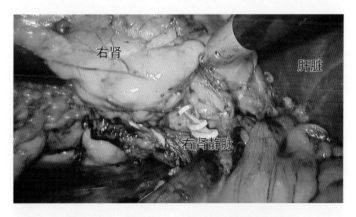

图 9-33 用 Hem-o-lok 夹闭右肾静脉

四、处理肾上极

扩大腰大肌层面,挑起肾脏,保持张力,继续向上方分离,沿右肾上极和右肾上腺之间分离(图9-34),处理右肾上极内侧和肝肾平面,此时要注意肾上极异位血管位置,以免漏扎,分离至右侧腹壁,此处注意不要过度牵拉,避免超声刀损伤膈肌。如果发现右侧肾上腺有病变或肿瘤侵犯,术中可一并切除(视频9-12)。

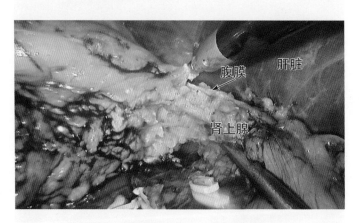

图9-34 保留右侧肾上腺,分离肾上极

五、分离肾下极及外侧缘

挑起肾下极,保持张力,分离显露输尿管,Hem-o-lok 夹闭后用超声刀离断(图9-35),将肾脏下缘完全切下。最后分离肾脏外侧缘(图9-36),钝性、锐性相结合,一直到肝下,将肾脏完整切下(视频9-13)。

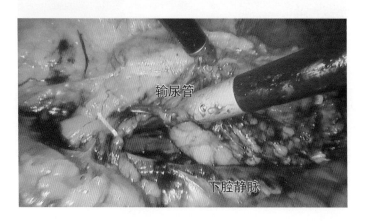

图9-35 离断输尿管

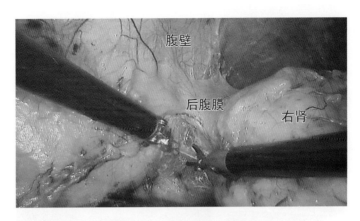

图 9-36　分离肾脏外侧缘

六、取出标本

仔细止血,降低气腹压,检查有无出血点。将切下的肾脏装入标本袋,右下腹部斜切口取出,留置腹腔引流管,缝合切口。

（焦伟　牛海涛）

第四节　远程机器人辅助腹腔镜左肾根治性切除术

麻醉和体位,建立气腹,置入套管以及机器人操作系统的对接同左侧肾上腺切除术,请参见本书第九章第二节"远程机器人辅助腹腔镜左侧肾上腺切除术"。

一、充分显露左肾区域

清理大网膜与侧腹壁之间粘连(图 9-37),沿降结肠外侧缘切开后腹膜,将结肠牵拉向内侧,沿肾周筋膜外侧层面分离(图 9-38),下至髂窝,向上将脾肾韧带离断(图 9-39),一般无须离断脾结肠韧带。继续沿肾周筋膜外侧层面分离(图 9-40),此时由于重力作用,结肠向内侧下垂,胰尾和脾脏完全内翻。分离过程中注意避开脾动静脉,以免损伤。最上缘到达膈下,可见胃大弯侧,内侧到达左侧生殖静脉,肿瘤较大患者需分离至显露腹主动脉左侧缘。此时可充分显露左肾区域(视频9-14)。

9-14

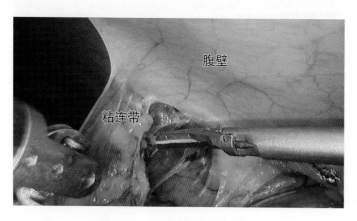

图 9-37　离断侧腹壁粘连带

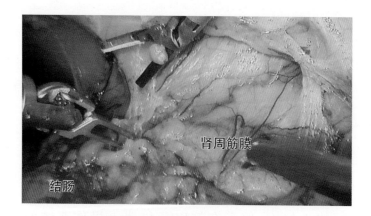

图 9-38　肾周筋膜外侧层面分离

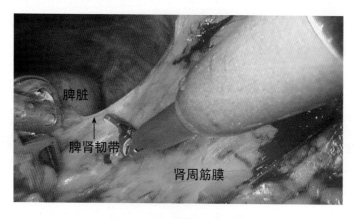

图 9-39　离断脾肾韧带

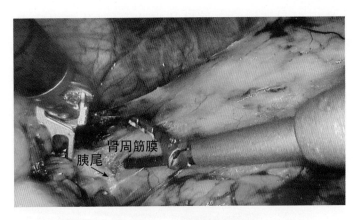

图 9-40　分离胰肾间隙

二、挑起肾脏，找到腰大肌层面

在肾下极平面，生殖静脉外侧缘打开肾周筋膜，钝性分离至腰大肌层面，分离过程中可显露输尿管，将输尿管连同肾下极一并挑起（图 9-41），继续沿生殖静脉向头端分离，直至肾门部，此时注意有无肾下极异位动脉，避免误伤引起出血，同时分离并扩大腰大肌层面（视频 9-15）。

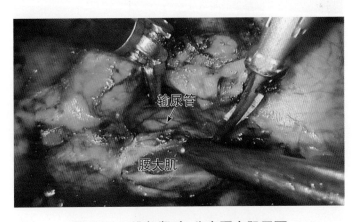

图 9-41　挑起肾脏，分离腰大肌层面

三、处理肾血管

打开肾静脉鞘，游离左肾静脉，注意保护生殖静脉和腰静脉，避免暴力造成静脉壁撕裂，左肾动脉容易显露时可保留生殖静脉和腰静脉，不容易显露时可提前用血管夹夹闭、切断。挑起左肾静脉后一般可显露左肾动脉，打开动脉鞘，大部分可游离出肾动脉主干（图 9-42）。若离肾脏太近分离，此时肾动脉已分支，

往往出现漏扎情况。如果肿瘤较大,可分离出腹主动脉,沿腹主动脉分离、寻找肾动脉。充分游离动静脉后,助手用 Hem-o-lok 依次处理肾动脉和肾静脉,近心端 2 个,远心端 1 个(图 9-43,图 9-44,视频 9-16)。

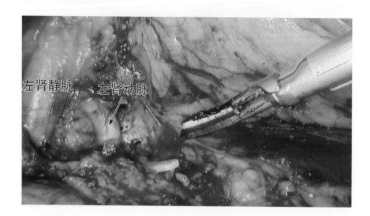

图 9-42　分离出左肾动脉

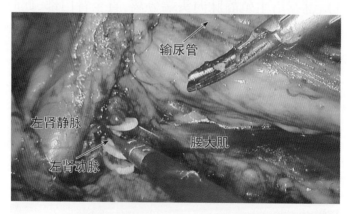

图 9-43　Hem-o-lok 夹闭左肾动脉

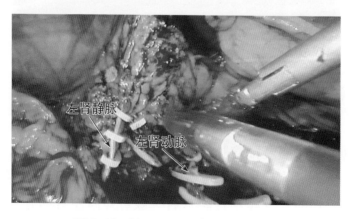

图 9-44　Hem-o-lok 夹闭左肾静脉

四、处理肾上极

扩大腰大肌层面,挑起肾脏,保持张力,继续向上方分离,沿左肾上极和左肾上腺之间分离(图 9-45),处理左肾上极内侧和上缘,此时要注意肾上极异位血管位置,以免漏扎,分离至右侧腹壁,此处注意不要过度牵拉,避免超声刀损伤膈肌。如果发现左侧肾上腺有病变或肿瘤侵犯,术中可一并切除(视频 9-17)。

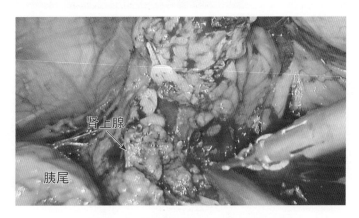

图 9-45 保留左侧肾上腺,分离肾上极

五、分离肾下极及外侧缘

挑起肾下极,保持张力,分离显露输尿管,Hem-o-lok 夹闭后用超声刀离断(图 9-46),将肾脏下缘完全切下。最后分离肾脏外侧缘(图 9-47),钝性、锐性相结合,一直分离到膈下,将肾脏完整切下(视频 9-18)。

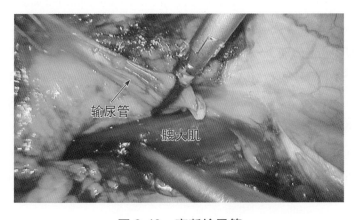

图 9-46 离断输尿管

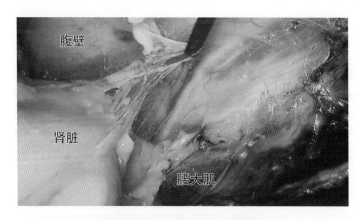

图 9-47　分离肾脏外侧缘

六、取出标本

仔细止血,降低气腹压,检查有无出血点。将切下的肾脏装入标本袋,左下腹部斜切口取出,留置腹腔引流管,缝合切口。

（焦伟　牛海涛）

参 考 文 献

［1］KOEHNE E L,BAJIC P,GUPTA G N. Robotic-assisted laparoscopic retroperitoneal adrena-lectomy. Surg Oncol 2019,31:7.

［2］张旭,傅斌,郎斌,等. 后腹腔镜解剖性肾上腺切除术［J］.中华泌尿外科杂志,2007,28（1）:5-8.

［3］焦伟,徐忠华,闫磊,等.解剖性经侧腹腔入路腹腔镜肾上腺切除术［J］.腹腔镜外科杂志,2009,14（08）:585-587.

［4］BALLA A,QUARESIMA S,PALMIERI L,et al. Is laparoscopic left adrenalectomy with the anterior submesocolic approach for Conn's or Cushing's syndrome equally safe and effective as the lateral and anterior ones？［J］. Surg Endosc,2019,33（9）:3026-3033.

［5］CROCEROSSA F,CARBONARA U,CANTIELLO F,et al. Robot-assisted Radical Nephrecto-my:A Systematic Review and Meta-analysis of Comparative Studies［J］. Eur Urol,2021,80（4）:428-439.

［6］TOHI Y,MAKITA N,SUZUKI I,et al. En bloc laparoscopic radical nephrectomy with inferior vena cava thrombectomy:A single-institution experience［J］. Int J Urol,2019,26（3）:363-368.

［7］张旭,王保军,马鑫,等.机器人辅助腹腔镜下根治性肾切除联合下腔静脉瘤栓取出术的

临床研究[J].中华泌尿外科杂志,2015,36(05):321-324.

[8]　YOU C,DU Y,WANG H,et al. Laparoscopic Versus Open Partial Nephrectomy:A Systemic Review and Meta-Analysis of Surgical,Oncological,and Functional Outcomes[J]. Front Oncol,2020,10:583979.

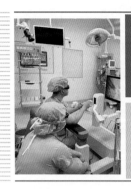

第十章

其他辅助技术在远程手术中的应用

第一节 计算机辅助手术系统在远程手术中的应用

（一）计算机辅助手术系统简介

计算机辅助手术（computer assisted surgery，CAS）是由医学、计算机、信息、通信、机械、材料等诸多学科集成的一门新型学科交叉技术。其核心内容是借助图像处理为主的计算机技术为人体三维模型构建、手术方案规划、手术操作导航、手术疗效评估等围术期关键环节提供帮助，在提高外科手术成功率的同时，降低手术意外事件的发生率。而计算机辅助手术系统是在计算机辅助手术相关技术的理论指导下形成的以图像处理软件为核心、结合成像显示硬件的完整手术辅助系统。

以肾脏肿瘤手术治疗为例，传统的术前规划依靠解剖学知识、B超、CT等二维影像资料，需要医师在头脑中凭借二维影像进行三维构象重建。受限于外科医师的经验，难免存在构象误区，对肿瘤的侵及范围、血液供应及与周围结构的毗邻关系等关键信息做出不准确的判断。这使得二维规划下的肾脏肿瘤手术在术前规划和术中操作上都存在极大的不确定性。在远程手术中，信息传递的时间滞后性使得动作修正延迟做出，而精确的术中操作减少动作修正的次数，可以更好的减少额外损伤，因而远程手术对术前方案规划和术中操作导航提出了更高的要求。计算机辅助手术利用交叉融合图像追踪技术、图像快速分割技术、二三维交互引擎、深度学习、虚拟仿真、数据分析技术、手势控制等多学科技术，可协助制定高效、精准、简洁的影像重建及量化模拟分析模型和个体化手术解决方案。这对选择远程手术最佳手术入路，提高病灶定位精度、减少临近结构手术损伤，执行复杂外科手术、提高手术成功率和降低手术风险等十分有益。

目前,计算机辅助手术系统在口腔颌面外科、骨科、肝胆外科、胃肠外科、小儿外科等众多外科手术中取得初步成效。由青岛大学附属医院董蒨教授团队研发的海信计算机辅助手术系统拥有完全自主知识产权,是打破国外垄断基础上的突破性、创新性系统,在我国远程手术实践中表现出良好的辅助作用。

（二）计算机辅助手术系统的技术原理

根据医学数字成像和通信(digital imaging and communications in medicine,DICOM)格式标准,获取患者的 CT 图像数据;自动完成低剂量 CT 高清优化、器官图像分割、血管追踪连通、多期图像配准、三维模型重建等工作,得到目标器官和病变等人体结构的三维可视化增强图像;基于此进行模拟手术操作,实现手术规划、术前模拟、风险评估、预后判断等临床应用。以远程肾肿瘤手术治疗为例,详细介绍如下:

1. **CT 扫描方法及图像获取**　应用 64 层螺旋 CT(美国,GE,设备型号:GE DISCOVERY CT750 HD)进行三期(皮质期、实质期、排泄期)增强薄层扫描,强化 CT 扫描当日空腹(常规禁食 4h),扫描前经患者手背或前臂建立静脉通道,采用 350mg/ml 非离子型对比剂(注射量:1.5~2.0ml/kg,不超过 2.0ml/kg),注射速度为 1.0~2.5ml/s。延迟时间分别为开始注射对比剂后 30~90s、90~120s、5~10min。扫描参数设置:管电压 120kv,电流 100mAs;采用 0.625×64 排探测器组合,扫描层厚 5mm、间距 5mm,准直 40mm,床速 27.5mm/rot,机架转速 2r/s,球管旋转速度为 0.5r/s,矩阵 512×512。扫描结束时将图像数据以 DICOM 格式传至工作站并刻盘存储。

2. **三维模型重建**　将所扫描 CT 的三期图像(皮质期、实质期、排泄期)DICOM 格式文件导入计算机辅助手术系统,进行三维重建。步骤如下:①肾脏的提取(图 10-1),在横断面视窗中肾脏区域选择分割种子点,通过在矢状图中拖拽,调整横断面视窗中 CT 序号,多次选择种子点,启动快速分割算法,分割肾脏,分解结果显示在三维视窗中;②肿瘤的提取(图 10-2),在横断面中肿瘤区域绘制闭合曲线,标记肿瘤,并在冠状面、矢状面不同的断面对肿瘤分割,系统自动生成立体的肿瘤;③肾脏血管系统信息提取,包括对肾动脉(图 10-3)、肾静脉(图 10-4)、下腔静脉(图 10-5)、输尿管(图 10-6)的信息提取,通过选取血管的标识点,确定生成血管的范围,对肾脏血管系统信息自动提取,通过调节识别敏感度进行调整;④三维结果整合(图 10-7,10-8),通过对肾脏、肿瘤及血管系统进行整合,基于 CT 数据的三维重建能立体、清晰显示肾脏、血管走行及与肿瘤的毗邻关系(视频 10-1,视频 10-2)。

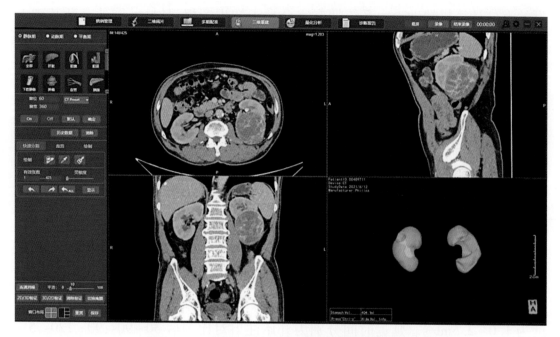

图 10-1　计算机辅助手术系统肾脏提取界面

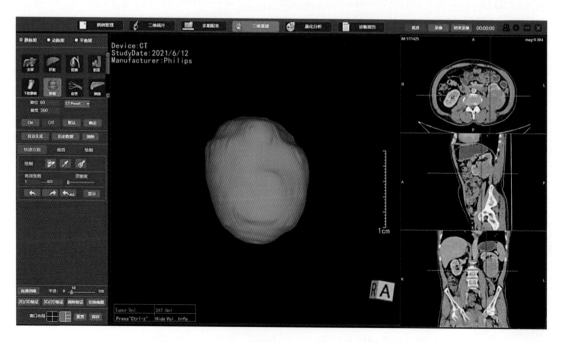

图 10-2　计算机辅助手术系统肿瘤提取界面

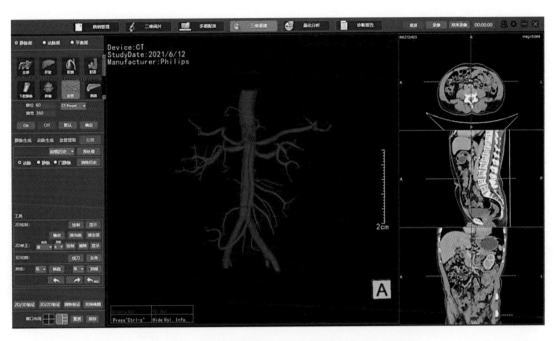

图 10-3 计算机辅助手术系统肾动脉提取界面

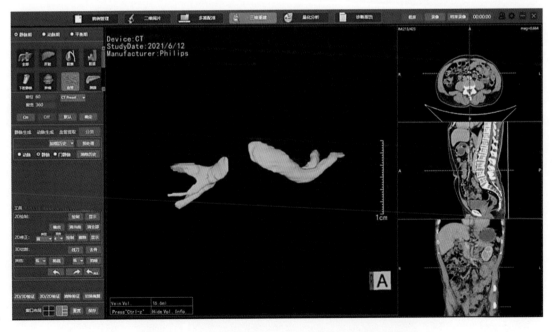

图 10-4 计算机辅助手术系统肾静脉提取界面

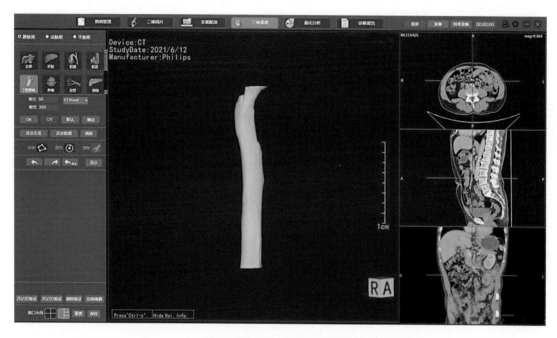

图 10-5　计算机辅助手术系统下腔静脉提取界面

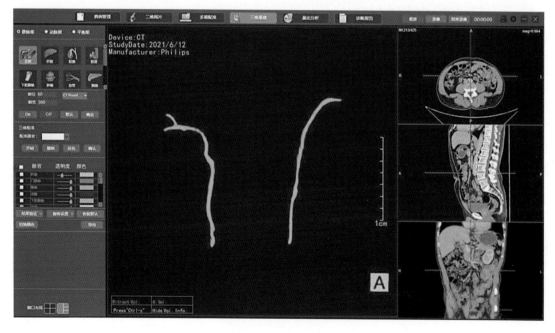

图 10-6　计算机辅助手术系统输尿管提取界面

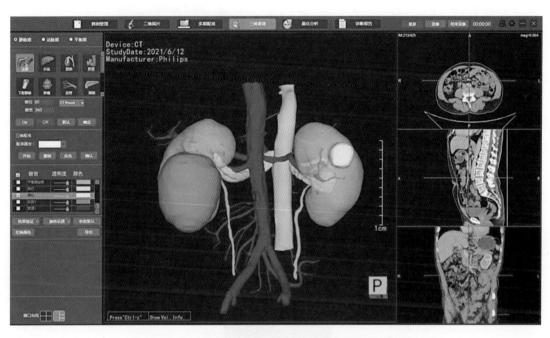

图 10-7 计算机辅助手术系统三维重建正面观

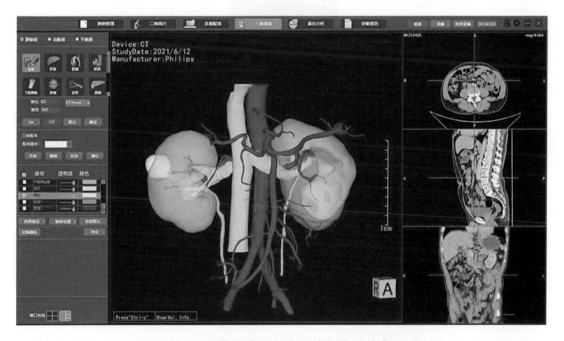

图 10-8 计算机辅助手术系统三维重建背面观

3. 手术方案规划及预后判断　　基于三维重建模型进行二维、三维水平的360°观测,定性分析肿瘤、肾脏及毗邻结构的解剖关系,定量测量距离、角度、体积等多种参数,协助制定手术方案,模拟手术方案可行性,判断手术预后。

4. 手术操作导航　　术中可应用外科智能显示(surgical intelligent display, SID)系统(图10-9)随时对模型、方案和患者影像进行参考,并进行手势隔空控制,对患者影像360°无死角观察,这对基层医院手术助手尤为重要。

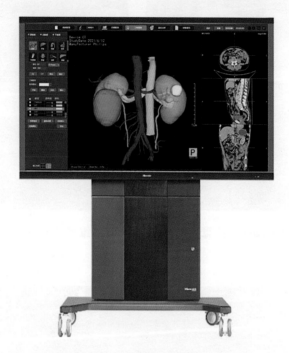

图 10-9　外科智能显示系统 SID

（三）计算机辅助手术系统的技术优势

1. 低剂量或普通剂量 CT 图像高清增强技术　　低剂量 CT 图像高清增强技术是一种 CT 图像后期处理技术,可以不对现有 CT 设备做结构性更改,将低辐射量低质量的 CT 图像还原成高质量图像,有效适应远程手术术前影像质量参差不齐的现状。该系统可以在减少 50%~80% 有害照射剂量(从 300mAs 降到 60mAs)的同时,仍达到同样质量的成像效果。按照卫生部 2012 年公布的《GBZ165—2012 X 射线计算机断层摄影放射防护要求》,针对不同人群、不同部位使用不同辐射水平作增强型 CT,得到的图像再作此项高清处理,则可以得到非常清晰的 CT 图像。利用此图像,可以更精确地分割器官和病变组织,做出精确的器官三维重建图形,有利于疑难病例的诊断和手术方案规划。该技术在世界处于领先水平,对提高现代医学影像设备的性能和安全性有十分重要的意义。

2. 医学图像人工智能分割技术 在大量符合 DICOM 标准的 CT 图像上,根据灰度、纹理、血管生理特性等特征,基于神经网络智能学习技术把二维图像分割为不同的部分,找到分界线(如器官外沿、肿瘤外沿和血管外壁等)。真实精确地找到不同组织分界线,是后续工作的基础。

3. 图像追踪技术 追踪皮质期、实质期、排泄期三期的血管造影图像的 CT 强度变化,建立人工智能自学习模型将每幅图像中代表血管的 CT 值变化连接起来,形成血管走向信息。模式识别技术将分割出的不同组织分类并识别。

4. 三维图像配准 同期不同图像间、不同期不同图像间、分割后不同组织结构的配准,实现建模后模型形态、位置等三维信息与真实世界的准确对应。

5. 三维可视化技术 不同组织或功能区成像的容量渲染、着色、部分透明显示;任意断面显示、多平面显示。多种三维可视化技术使模型简洁、直观。

6. 定性定量分析技术 内部组织和器官的参数测量,定性定量计算,如精确计算器官总体积和部分体积。定性定量分析技术可为手术方案规划、手术操作引导及手术预后判断等提供参考。

7. 肾脏分段与手术模拟技术 静脉、动脉等管道组织的走形对于肿瘤手术方式的选择极为重要。例如肾脏,不同人的动脉肾内走形方向不尽相同,即使位置走形分类相同的肾动脉,由于其肾脏的形态存在个体化差异,根据患者个体化血管变异情况进行分型并进行个体化肾脏分段,根据个体化分段,实施虚拟手术,为精准肿瘤手术治疗导航。

（四）计算机辅助手术系统在远程手术中的应用及展望

1. 计算机辅助手术系统在远程手术术前宣教中的应用 远程手术主刀医师与手术患者常常间隔一定的距离,交流困难,利用 CAS 重建后的虚拟模型进行术前宣教,可以直观地展示肿瘤侵犯范围、手术切除范围等信息,使患者快速对病情严重程度及手术方案产生直观、准确的理解,提高医患沟通效率。

2. 计算机辅助手术系统在远程手术术前规划中的应用 由于延时信息传递的存在,使得远程手术存在手术动作修正不及时造成额外损伤的可能,因而精确的手术方案规划显得更加重要,CAS 系统借助直观简洁的模型、精准的定性定量分析以及真实可靠的模拟程序,为手术医师提供参考,协助手术医师制定精确的手术入路、手术路线、手术操作,形成可靠的术前规划方案。

3. 计算机辅助手术系统在远程手术术中导航中的应用 以肾肿瘤手术治疗为例,主刀医师根据前期确定的手术规划方案,结合腹腔镜下典型解剖标志,沿术前规划的入路层层分离、切除既定切除范围。术中远程助手可通过手势控制外科智能显示系统,随时对患者影像、模型、方案等进行参考,最大程度配合主刀医师完成远程操作,同时整个过程隔空完成,符合外科手术无菌要求。CAS 的应用满足了远程外科手术对术中信息参考及操作引导的需求。

随着新一代视频图像技术等的快速发展,CAS 系统可发挥更加强大的功能,如 CAS 系统结合虚拟现实技术可协助远程手术医师身临其境进行三维沉浸式手术规划,CAS 系统结合增强现实及实时图像配准技术可在腹腔镜手术视野直接显示肿瘤定位、规划路线甚至动作操作轨迹,降低手术难度,提高操作精度。在未来,CAS 系统将在远程手术领域有着更广阔的应用前景,发挥更大的临床价值。

（骆磊　高雪松）

第二节　5G+自由视点直播系统在远程手术中的应用

（一）自由视点直播系统简介

近年来三维(three-dimensional,3D)显示技术已广泛应用于日常生活中,如 3D 电视提供左右两个具有一定视差的图像,使得观众体验到画面中的物体具有景深,由此增加观看的沉浸感。而六自由度视频则被称为下一代视频技术,所谓的六自由度视频,即观众可以拥有六个自由度,在虚拟现实(virtual reality,VR)提供的 3 个旋转自由度的基础上,观众可以自由控制视角运动,拥有六个自由度(图 10-10)。

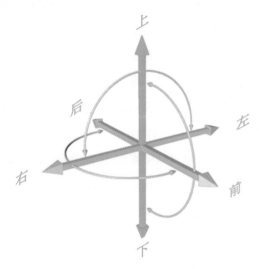

图 10-10　六自由度示意图

自由视角技术即是在六自由度视频基础上发展而来的全新技术,是一套应用在直播环境中使用的快速动、静态"时间凝结"内容制作系统。该系统通过多相机精确的同步控制,以30FPS/s采集帧率实现不间断采集,从而保证直播精彩画面的同步以及保存,用户在交互模式下点击直播视频实现360°自由视角观看。

(二) 自由视点直播系统的技术原理

自由视角直播技术可以创新性地为用户带来实时、可交互视频观看模式,通过该技术可实现各类视频的自由视角直播、点播,用户可通过触控功能,主动选择任意观看视角,大幅度增强交互及沉浸感。

在远程医疗手术中,针对主刀医师无法亲临手术台,不能直观把控手术台现场情况的难题,将自由视角技术与远程医疗手术相结合,研发基于自由视角的远程医疗手术直播系统,可以通过在手术台周围环绕安装的高清摄像机阵列,多角度立体化拍摄手术台上机械臂的动作细节,进而在远程手术控制台前医师可以通过触控设备自由地选择视角观看,为医师带来极具现场感的沉浸式视觉效果,辅助医师全方位掌控手术台现场情况。

基于自由视角的远程医疗手术直播系统主要分为三部分,手术现场拍摄系统主要负责现场自由视角视频的拍摄录制,手术视频云服务器处理集群主要负责手术视频数据的深度估计并行计算和自由视角视频编码,手术视频观看终端主要负责手术视频的自由视角视频补洞、渲染、多路视角合成、交互显示等(图10-11)。

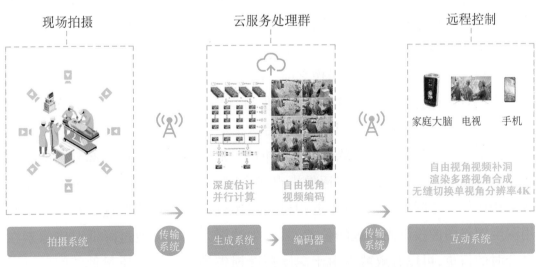

图 10-11　基于自由视角的远程医疗手术直播系统总体技术方案

（三）基于自由视角的远程医疗手术直播系统技术优势

1. 3D 深度图重建　基于自由视角的远程医疗手术直播系统采用基于深度图的渲染方式，这种方式属于基于图像的渲染方式。在深度估计之后，可以得到每一路视频的彩色图和深度图，还有各相机在世界坐标系中的位姿。利用这三个信息，就可以通过三维视觉中的坐标变换来实现像素点在不同位姿的图像中的映射。如图 10-12 中展示从一个图像坐标系到另一个图像坐标系的完整的映射流程。

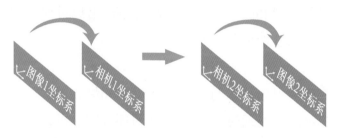

图 10-12　图像坐标系映射流程

基于自由视角的远程医疗手术直播系统选定虚拟视角之后，首先需要明确左右邻域选择的输入相机，可以通过判别相机在空间中的欧氏距离，左右各选一个最近的相机。随后，先将输入相机的深度图，投影到虚拟视角，由此获得虚拟视角的投影深度图。由于投影时存在整数像素点和分数像素点的问题，需要对投影深度图做一次滤波操作，将一部分投影空洞填充。随后，利用反向投影，从原始输入的彩色图中寻找对应的纹理信息。通过反向投影这种方法能避免由整像素点和分像素点导致的裂纹。对于左右输入图都进行上述投影操作之后，再将这两张图逐像素点融合。最后，对图中空缺的部分进行图像修补操作。

2. 多虚拟视角合成　基于自由视角的远程医疗手术直播系统中，为了提升虚拟视角的质量，在反向投影操作之前，先找到投影图中的前后景边缘。对于前景边缘，不进行反向投影，让这一些区域保持空缺。添加这一步的原因在于深度图估计的质量对投影图影响很大，而前后景边缘区域是深度估计中最容易出现误差的部分。如果直接投影错误估计的前景，将会导致虚拟视角部分的前景物体中出现无法修补的裂纹。在逐像素点融合时，考虑当前虚拟视角位置和左右真实相机位置之间的关系，将靠近相机的图像权重加大。使用这一步是因为利用深度图将图像投影到越远的位置，其产生的误差越大。通过降低对应像素在融合时的权重，可以有效减少由于深度精度损失导致的图像质量低的问题。同时，对于图像空洞修补的操作，一般会采用迭代的策略，即利用图像域中的颜色信息,进行逐块的修补,一般又称这类方法为块匹配的修复方法。但是这类方法只考虑图像纹理信息,不考虑深度信息,在处理前后景边缘的空洞时会导致前景干扰背景或者背景干扰前景。在数字化手术室的自由视角远程直播中同时考虑图像纹理和深度信息,通过深度来避免前后景空洞部分的相互干扰,有效提升填补空洞的质量(图 10-13)。

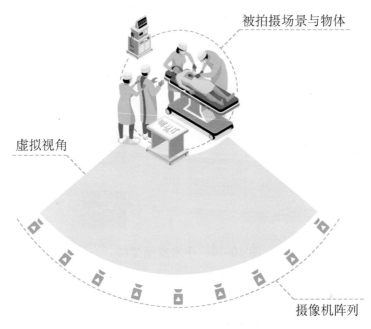

图 10-13　虚拟视角示意图

而对于目前的基于深度图的算法,往往在图形处理器(graphics processing unit,CPU)中运行,无法实时。数字化手术室的自由视角远程直播采用 CUDA 加速平台,在 GPU 中实现渲染所需要的所有功能,做到对 1080P 输入的图像进行实时渲染。虚拟视角合成技术效果:①空间维度:保持时间不变,在空间虚拟视角移动视角,能够保持重建的稳定性和图像质量。②时间维度:保持虚拟视角位置不变,在时间轴上重建虚拟视角,能够保持重建图像的时间域稳定性。③采集相机稀疏性:能够在尽量少的采集相机情况下,以较好的质量进行虚拟视角图像重建。

3. **高效视频编码系统**　基于自由视角的远程医疗手术直播系统使用了最新高效 H. 265/H. 264/AVS 超高清数字视频压缩技术,具备跨平台、1080P 超高清、稳定流畅等特点。通过高清视频、音频信号的输入,进行编码处理。有软硬件两种方案进行压缩处理,具有强大的扩展性和兼容性,可应用于各种复杂的手术室环境,可进行多路医学影像和手术视野信号的全高清手术直播(图 10-14)。

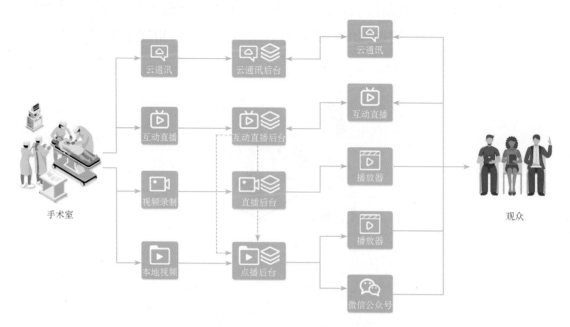

图 10-14 手术直播架构

4. 基于软件转发单元的可扩展高并发私有云架构 基于自由视角的远程医疗手术直播系统采用了独有的软件转发单元(software forwarding unit,SFU)结合了网格组网和多点控制单元(multi-point control unit,MCU)组网的优势,把他们整合在一起,每个摄像机发送其媒体流到 SFU,然后 SFU 可以决定将媒体流转发到哪里,在转发过程中进行智能化的多流处理,根据网络应用的不同,通过带宽管理模块,负责管理是通过多播(Simulcast)还是分层(Thinning)的方式进行传输(图 10-15)。

架构性能、参数如下:

(1) 并发数:支持百万级;

(2) 单台流媒体服务器性能:支持 500kbps 音视频流推流数目大于 300 点;

(3) 码率适应范围:20%~100%;

(4) 自适应响应时间:上探小于 15s,下探小于 2s;

(5) 视频分辨率支持 240P~4K,码率支持 128~3 000kbps,帧率支持 5fps、15fps、25fps、30fps、60fps;

(6) 音视频编解码格式:音频为 Opus、G. 711,视频为 H. 265、H. 264、VP8、VP9;

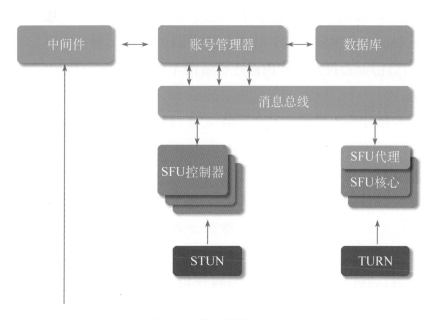

图 10-15 服务器端系统架构

SFU：软件转发单元；STUN：简单的用户数据报协议穿透网络地址转换器；
TURN：使用中继穿透网络地址转换器。

（7）抗弱网能力：音视频抗丢包大于 30%；

（8）支持多终端 SDK，支持 MAC、Windows、IOS、Android 的电脑、手机、平板多平台接入，支持浏览器、APP 方式接入；

（9）实时查看服务器使用情况：包括但不限于房间、端口、内存、会议使用情况；

（10）延时时间：客户端到服务器为 50ms 左右（包括编码），客户端 1 到客户端 2 为 110ms 左右（不考虑网络时延）；

（11）加密方式：支持 AES 会议加密和各种会议密码、免打扰设置。

（四）基于自由视角的远程医疗手术直播系统在远程手术中的应用

1. 术前准备，保障手术按时顺利进行

（1）远程医疗手术室外的其他工作人员，受限于手术室对于容纳人数的要求，可在手术室外通过该系统自由切换手术室内视角，远程辅助手术现场医护人员进行医疗仪器设备、器具的检查。

（2）远程手术主刀医师通过触控设备切换手术现场视角，远程辅助现场工作人员进行远程手术机器人的位置调整、机械臂的调整。

2. 术中监控，全方位把控手术进程，提高远程手术安全性

（1）远程手术主刀医师通过触控设备，可自由切换手术现场视角，使得远程手术主刀医师可以全方位掌控手术台现场情况。

（2）远程医疗手术室外的其他工作人员同时可通过触控设备，自由切换手术现场视角，以协助监控手术室内医疗设备的工作状态，心电监护仪等重要设备的实时数据。

（3）远程医疗手术室外的其他工作人员、相关医务人员、病人家属，通过该系统，可实时全方位的掌握手术进程。

3. 术后点播，指导医务人员观摩学习

（1）研究人员、医务人员或者学生可通过点播的方式播放医疗手术视频，通过触控设备控制视角切换，并可以静态子弹时间的方式观看视频中的细节动作。

（2）同时，通过多视角全范围的自由视角手术视频，研究人员、医务人员或者学生可以随意切换观看视角。

（五）自由视点直播系统技术在其他远程手术相关领域的应用

基于自由视角的远程医疗手术直播系统，不仅可辅助远程主刀医师进行手术，另外该系统还可应用于远程手术教学、远程技术指导、临床教学、远程应急手术辅导等方面，医务人员可以实时观摩手术进行画面，同时可对手术细节进行实时指导讨论，与医护人员对话了解手术进展，也可以在手术后点播手术录像，进行学习和改进。

传统模式的医疗手术观摩和学习主要是组织人员到手术室现场进行学习，或者是对手术情况进行录像作为教学使用。相比于传统模式，基于自由视角的远程医疗手术直播系统有诸多优势：①不再受限于手术室空间大小而导致可容纳参观、观摩的人数较少，教学、研究的效率较低等问题，医务人员可进行远程观摩，即便是在千里之外，同样可以实时观摩手术；②减少手术室内非必要人员数量，手术室不会因人员杂乱而造成手术室空气污染甚至影响操作医师的注意力；③对于重大手术、特殊手术的操作记录，可全程多视角全范围的录制，研究人员或者学生可以随意切换观看视角，避免了人工录像导致的视野和视场广度深度不够的问题；④由于摄像机阵列为固定安装，不会随意移动且进行一定的屏蔽处理，因此避免了普通相机在手术中受到射线设备、电锯等仪器开启时的干扰，能够保证录像效果，不会存在无法录制的情况。

（魏宾　陈永健）

参 考 文 献

［1］ MA H,SHUJAAT S,VAN DESSEL J,et al. Adherence to Computer-Assisted Surgical Planning in 136 Maxillofacial Reconstructions［J］. Front Oncol,2021,11:713606.

［2］ KUTAISH H,ACKER A,DRITTENBASS L,et al. Computer-assisted surgery and navigation in foot and ankle:state of the art and fields of application［J］. EFORT Open Rev,2021,6 (7):531-538.

［3］ SCHNEIDER C,ALLAM M,STOYANOV D,et al. Performance of image guided navigation in laparoscopic liver surgery-A systematic review［J］. Surg Oncol,2021,38:101637.

［4］ LIU H,WANG F,LIU B,et al. Application of three-dimensional reconstruction with a Hisense computer-assisted system in upper pancreatic lymph node dissection during laparoscopic-assisted radical gastrectomy［J］. Asian J Surg,2021,44(5):730-737.

［5］ 董蒨,陈永健,卢云,等.数字医学与计算机辅助手术的发展及临床应用［J］.中国信息界 e 医疗,2013,(9):58-61.

［6］ SCHNEIDER C,THOMPSON S,TOTZ J,et al. Comparison of manual and semi-automatic registration in augmented reality image-guided liver surgery:a clinical feasibility study［J］. Surg Endosc,2020,34(10):4702-4711.

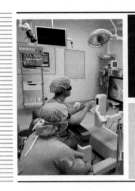

第十一章

远程手术经济学分析与绩效管理

5G时代的到来,为远程医疗的快速发展提供了契机。远程医疗作为一种新兴的医疗模式在国内已经广泛应用,远程手术作为远程医疗的重要支撑,具备巨大的发展潜力。远程手术是将现代手术方式与计算机通讯技术紧密结合起来的一种新型外科手术模式,它能够突破医疗资源在时间和空间方面的限制,将优质的医疗服务带到偏远基层和特殊环境地区,在一定程度上缓解我国城乡之间、地域之间医疗资源配置不均衡的现状。

在远程手术技术蓬勃发展的同时,我们要认识到新技术的开发和引进背后总存在着经济利益的驱使,一个社会必须要配置一定的经济资源来预防和治疗疾病,而经济资源总是稀缺的。因此,国家和医院在引进和使用远程外科手术系统等新技术、新设备的时候需要考虑其经济问题。那么,从经济学角度对远程手术进行评价,能更好地推动远程手术的适宜人群选择和手术模式推广,实现远程手术的健康发展。

价值分析是卫生经济学研究的主要方法之一。在对远程手术的经济学分析中,本书选择成本效益分析法对远程手术的运行流程、设备配置、人员配备等关键环节的成本收益进行分析,为今后远程手术的项目收费定价和卫生决策提供依据。

绩效管理在医院管理中发挥导向与激励作用。建立科学的远程手术绩效管理方案对于提高远程手术资源使用效率和手术质量,推动远程手术的持续发展发挥着重要作用。

第一节　远程手术经济学分析

医疗服务的过程是医疗资源投入产出的过程。对远程外科手术进行经济学分析,首先要确定分析的角度。在我国,医疗活动的主要相关方为患者、医院、国家三个层面。对患者就医的成本效益分析是减轻患者负担,提高生存质量的重要手段;对医疗机构成本效益的评价是合理控制运行成本,推动医院高质量发展的内在需求;对国家健康项目开展成本效益分析是优化卫生资源配置,制定合理的区域卫生规划的重要依据。本书将从国家、医院、患者三个层面对远程手术进行经济学分析。

一、远程手术项目成本概况

一般情况下,医院医疗服务成本包括人力成本、固定资产成本、材料费、公务费、业务费和其他支出。远程手术在包含一般医疗服务成本的同时还有特殊成本支出(远程网络等)。

根据国家《远程医疗服务管理规范(试行)》(国卫医发〔2018〕25号)及相关政策要求,确定远程手术的资源配置标准,并据此确定开展远程手术的成本构成。

（一）远程手术资源配置标准

1. **远程区域医疗中心**　设备及软件:远程手术机器人及其操作系统、通讯设备及数据传输系统;

人员配置:手术医师1人、手术助手1人、手术设备维护人员1人、通讯传输维护人员1人;

2. **远程基层医院**　设备及软件:远程手术机器人及其操作系统、通讯设备及数据传输系统;

人员配置:手术协作医师2人、麻醉科医师1人、护理人员2人、手术设备维护人员1人、通讯传输维护人员1人。

（二）远程手术费用构成情况

1. **设备折旧及维护费用（含区域医疗中心、基层医院的设备）**　远程机器人系统的设备折旧与维护费用;

2. **专用器械耗材使用费用**　远程机器人手术过程中多次使用的器械费用和一次性耗材费用;

3. **人员费用**　手术医师、手术助手、远端协作医师、护理人员、麻醉科医师、手术设备维护人员、通讯传输维护人员等人员费用;

4. **其他费用**　手术室、辅助设备的折旧费用、其他相关耗材费用等。

▌二、远程手术患者层面经济学分析

远程手术的患者层面的经济分析主要考虑两个方面的因素：一是患者的经济条件，包括他们的收入和获得各种保险的额度，患者经济条件是影响他们及时就医的重要因素；二是远程手术的成本，尤其是相比传统手术方式是否更具优势；两者都会影响患者对医院、医师和治疗方法的选择。医师在制定治疗方案时也要考虑患者的经济条件及手术成本。

（一）远程手术患者的成本与效益

远程手术患者的住院成本包括直接费用和间接费用两类。

1. 远程手术患者住院治疗的直接费用   远程手术患者住院治疗的直接费用指患者为治疗疾病而消耗的经济资源以及患者为了接受治疗而消耗的经济资源，包括直接医疗费用和直接非医疗费用。

（1）远程手术患者的直接医疗费用包含诊查费用、手术费用、护理费用、床位费用、耗材费用、药品费用、检查检验费用以及其他费用等在医院期间与治疗相关的各类费用；其中除手术费用、耗材费用外的其他费用与传统手术患者消耗的其他费用没有差别；由于使用远程机器人系统，所以在计算手术费用时应当考虑手术机器人系统的成本折旧、远程手术医师的人员费用等，耗材费用要考虑远程机器人的专用耗材费用。

（2）远程手术患者的直接非医疗费用包含住院期间的生活费用、交通费用、住宿费用、护工费用四部分，这其中包括患者和家属在住院期间的生活、交通和住宿费用，这部分费用一般为直接非医疗费用的主体部分，其受患者住院天数的影响较大。对于远程手术住院患者而言，此部分费用与传统手术住院患者所支付费用无明显的差异，但会受机器人手术治疗效果的影响。

2. 远程手术患者住院治疗的间接费用   间接费用是因疾病而导致的休工、工作能力的下降、对社会贡献的减少以及早亡等带来的损失，可通过人力资本法和意愿支付法来计算。患者住院治疗的间接费用主要由家属误工费、患者误工费和其他费用三部分组成，对于远程手术患者而言，这部分费用的结构没有差异，但是成本消耗数量上会有差异。患者如果到当地医院治疗，那么相比在外地治疗会减少自己与家属的误工时间，因此开展远程手术治疗会降低患者的间接费用支出。

（二）患者远程手术的成本效益分析

远程手术能否给边远地区的患者减少疾病的经济负担，需要通过对其成本与效益变化进行分析来判定。成本-效益分析(cost benefit analysis)是为了追求效益的最大化,采用定量分析方法计算手术治疗的相关费用与预期手术治疗效益的比值。

患者成本主要根据前面的界定范围来确定,而效益主要是指患者通过远程手术治疗后因缩短住院时间、减少并发症以及因在属地救治减少的交通、住宿费用(含家属陪护)等所引起的成本减少而获得的直接经济效益和因较快康复后能正常参加经济活动所获得的间接收益两部分组成。

1. 确定患者接受远程手术治疗的各类成本。成本范围的确定可以参考前面对成本项目的列支进行确认,并列出具体的支出表,明晰各类成本的分布情况;

2. 确定患者接受远程手术治疗的额外收益。边远地区的患者,想要获得优质的诊治资源是十分困难的。远程手术的开展,使患者可以接受先进的手术技术,从而提升患者的治愈率和生存质量。先进技术实现了生存质量提升,由此带来的经济效益,就是远程手术开展所带来的额外效益;

3. 确定患者接受远程手术治疗可节省的费用。远程手术治疗多是发达地区的医院针对优质医疗资源稀缺的边远地区开展,因此,远程手术治疗会减少患者的直接医疗成本支出、间接成本支出以及手术治疗的时间成本;

4. 制定患者接受远程手术的预期成本和预期收益的时间表。根据现有的收费政策,评估远程手术患者的各类成本与额外支出,预测患者接受远程手术后的预期成本,并参考区域医疗中心的技术规模与质量、基层医院远程手术的平均住院时间来确定患者预期收益时间表;

5. 评估患者在接受远程手术治疗中难以量化的成本和收益。在确定了可以量化的成本与效益后,还需要对因远程手术治疗后给患者带来的无形的成本与收益进行评估,弥补单纯量化分析的不足;

6. 计算远程手术患者的成本收益一般用成本收益率来表示,分别计算远程手术治疗患者与选择对照组的成本收益率,分析二者的差异,来确定远程手术治疗对于患者而言是否具备成本收益的优势。

通过对远程医疗服务的经济分析相关文献评阅得知,远程医疗服务有利于节约患者就医成本,降低患者费用负担。根据我国目前的医保政策,属地医保费用的报销比例高、医疗项目收费水平低,远程手术的患者在属地治疗相比异地住院治疗可减少住院成本,同时也降低了转院费用、异地交通、住宿的成本;同样,对于急症手术患者或因各种原因无法进行转诊就医的患者而言,能较大程度地降低时间成本,提高救治质量,降低患者医疗成本支出。

三、远程区域医疗中心层面经济学分析

医院是医疗新技术引进和使用的主体,也是经济学分析最常用的分析角度。对医院而言,远程手术的成本包括手术中使用的资源成本(仪器设备及手术用品)、药物、食宿、护理等,还包括间接成本,如医院管理、运营费用等。

(一)医院远程手术的成本与效益

1. 医院远程手术的成本界定　医院开展远程手术成本主要是远程医疗服务基本成本。远程手术是专家与患者、专家与医务工作者,利用计算机通讯技术与医疗技术连接,实现远距离的数据、文字、语音和图像资料传输的一项异地面对面就医的医疗活动。鉴于远程医疗服务的特点,远程医疗服务的成本应当包含硬件成本、软件成本、房屋成本、人力成本和运行成本。

(1)硬件成本是指区域医疗中心及患者所在基层医院远程医疗服务项目开展所购入的相关硬件设备;

(2)软件成本是指区域医疗中心及患者所在基层医院的软件建设,包括远程医疗数据中心软件、基层医院的远程医疗服务软件等;

(3)房屋成本是指远程医疗服务涉及到的相关科室房屋面积和房屋价值之间的关系,包含区域医疗中心的远程手术中心、基层医院的手术室、办公室等;

(4)人力成本主要是参与远程手术的手术专家费用、辅助人员的各类支出和培训费用;

(5)运行成本包含硬件维护成本、软件维护成本、网络租赁费等。

2. 医院远程手术的效益界定　对于区域医疗中心来说,利用现代的医疗诊断技术,为广大基层医院和患者开展疑难手术治疗,提高医疗服务质量,提高病人的满意程度,使医院获得知名度和品牌效益;区域医疗中心的床位有限,通过远程手术,促进患者在基层医院治疗,有助于提高医院床位的经济收益率;手术专家通过远程手术实施了一些农村和边远地区医院无法开展的手术,在获得手术报酬的同时,有助于提高自己的知名度。

对于患者所在基层医院而言,开展远程医疗手术,患者要在手术前进行有关诊断检查;远程手术后,患者可以留在基层医院进一步治疗,这些都为基层医院带来了经济效益。同时通过远程手术基层医院把患者留在当地治疗,满足了患者与基层医院的需要,有利于提高基层医院在当地患者中的诊治声誉和安全感,从而提升其社会效益。

（二）远程区域医疗中心的成本效益分析

远程手术项目的开展除了其本身带来的社会效益外,能否给区域医疗中心与基层医院创造一定的经济效益,弥补手术项目开展的成本支出,这是决定远程手术能否持续发展的重要因素。

1. 确定区域医疗中心与基层医院进行远程手术治疗的各类成本。成本范围的确定可以参考前面对成本项目的列支进行确认,并列出具体的支出表,明晰各类成本的分布。

2. 确定区域医疗中心与基层医院实施远程手术治疗的额外收入的效益。通过远程手术平台,区域医疗中心利用先进的医疗技术,使得疑难手术在基层医院就能得到开展,有助于提高医院的知名度与品牌声誉。基层医院通过开展远程手术,使患者留在属地治疗,获得直接经济收益;通过远程手术提高了基层医院医师的手术技术,降低了医院培训费用,同时有助于提高基层医院在当地的声誉。

3. 确定区域医疗中心与基层医院实施远程手术治疗可节省的费用。通过远程手术可以减少区域医疗中心医师出诊所需的时间和差旅费用;医院成立远程手术中心,组成团队,提高远程手术的适用范围,积极与基层医院构建远程手术合作制度,确定资源配置与收益分配机制,以提高使用效率,从而降低使用成本。

4. 制定区域医疗中心与基层医院开展远程手术的预期成本和预期收益的时间表。根据现有的收费政策评估医院开展远程手术的各类预期成本,并参考区域医疗中心的技术规模与质量、基层医院远程手术的手术时间、住院时间,来确定医院的预期收益的时间表。

5. 评估区域医疗中心与基层医院在开展远程手术中难以量化的效益和成本。在确定了可以量化的成本与效益后,还需要对因远程手术治疗后给医院带来的无形成本与收益进行评估,弥补单纯量化分析的不足。

6. 计算医院的远程手术的成本收益率,对比医院传统手术的成本收益率,分析二者的差异,来确定远程手术治疗对于区域医疗中心与基层医院而言是否具备成本收益优势。

在评价远程外科手术的成本效益关系时,远程手术系统的费用占很大比例,医院开展远程手术,首先必须支付远程外科手术系统的购买、维护、升级等费用。医院预算的各环节是紧密关联的,某一环节的费用提高(如手术的费用提高),

另一环节的费用则要有一定程度的减少（如手术后住院时间缩短节省的住院费用）。因此,在购买远程外科手术系统的时候,需考虑整个医院的预算。医院购买远程外科手术系统的设备后,应成立远程手术中心和专业合作团队,根据国家政策不断扩大远程手术的适应证,通过不断提高远程手术效率,降低远程手术开展的各项成本,提高医院开展远程手术的积极性。

通过对关于远程医疗服务相关文献的分析,可以看到远程手术作为5G时代蓬勃发展的一种手术模式,不仅具有较好的经济效益,同时也在推动分级诊疗、提升医院创造价值、改善基层医院医疗水平、合理控制医保基金支出、降低患者就医负担等方面发挥积极作用。

四、远程手术国家层面经济学分析

从国家的角度出发,发展远程外科手术系统有利于跟踪国外医疗技术新发展和支持研发创新。通过对远程手术的经济分析,不仅有利于国家对远程手术的控制与监管,也有利于国家对有限卫生资源的扩容与合理布局,合理控制医保基金的使用以及为制定远程手术的项目收费标准提供参考。

（一）远程手术经济分析推动卫生资源优化配置,助力分级诊疗实施与解决特殊条件下的应急救援

1. 优化医疗资源利用,推进分级诊疗实施　目前来看,我国的医疗资源总量不足与分布不均的现象并存,发达地区与经济落后地区之间对医疗资源的配置、使用存在很大差距。国家推进分级诊疗的主要目的就是实现有限卫生资源的合理配置。开展以远程手术为代表的远程医疗服务能优化医疗优质资源的配置,尤其是能实现对高水平医学专家资源进行经济的、有效的共享利用,同时也给基层医院的生存和发展带来新的动力与发展契机。

从经济学角度来看,推进以远程手术为代表的远程医疗服务的健康发展可以推进优质资源下沉,不仅有利于减少城市医疗资源的浪费,推动资源的合理配置,还能有效增强基层医院的资源利用,减轻患者的就医负担;从国家制度层面来讲不仅能够有效规划资源利用,提高经济效益,还能够充分发挥各类资源的综合效用,提高社会效益。

2. 特殊条件下的应急救援　现如今,在我们身边都会发生突发性疾病,患者病情紧急,在所处地方没有合适的医师进行救治,而转院将极大的浪费宝贵的治疗时间,随着5G医疗技术的普及,很多患者可以在突发情况时选择就近的医院进行救治,极大的提高救治概率。

在突发公共事件方面,远程医疗可以迅速将各类优质医学资源集中到事发现场,最大限度地保障人民群众的生命安全。远程医疗还可为海事救援和各种特殊环境下(战争、航空航天、极地、荒漠、海洋等)的伤员救治提供有效保障。

(二) 远程手术经济学分析为建设远程手术管理制度,加强技术控制与监管奠定基础

应用经济学方法对远程手术的开展进行评价,运用投入产出的原理,合理界定远程手术的成本范畴、效益结构,进而对远程手术的成本效益进行分析,为国家开展对远程手术项目的资源投入、政策保障提供支持。

在远程手术的应用及推广上,国家应根据远程手术的成本效益情况,对项目开展加强控制与监管,为远程手术项目的科学发展制定保障举措。在目前的远程手术的实验阶段,要坚持有条件、有限度地开展使用,防止无序引进推广。同时,借鉴国外对远程手术的本量利分析、远程手术成本效益分析、远程手术最小成本分析、远程手术成本效率分析管理经验,从国家层面先采取试点、试用的方法,对远程机器人外科手术系统应用的情况进行评估,并据此制定远程手术管理的相关规定。

目前,国家要求远程外科手术系统的试点机构在一定时间内提供设备应用技术评估的报告,其中应包括开展该项技术的医疗机构的准入条件、保障举措、改进建议以及成本效益、成本效率等分析报告,为政府出台远程外科手术系统的配置与管理政策,制定远程医疗行业标准,减少成本重复投入,提高资源的使用效率提供依据。

(三) 远程手术经济分析为测算远程手术成本,制定远程手术收费政策提供依据

医疗服务是一种复杂的社会活动,涉及多种生产要素的投入、配置与合理使用,需要医院各部门各员工之间的相互配合、相互协助。医院成本核算是进行医院成本控制和评价医疗服务项目合理定价的重要依据,测算远程手术服务项目成本,可对远程手术项目收费标准的合理性进行判断。

远程手术经济分析的目的是确定远程手术开展的资源消耗投入与资源效益产出的比例关系,从而明确远程手术项目开展的经济学价值。医疗服务或项目的经济优势是保障服务或项目持续开展的基础。通过对远程手术服务项目成本的测算,比较远程手术服务项目单位成本、收益和业务量之间的关系,客观分析远程手术服务的实施价值,用于预测医院开展远程手术服务的可行性与持续性。

远程手术项目的服务价格是其价值的货币表现形式,是医院对远程手术服务项目的收费标准,是医院弥补远程手术支出的主要方式。远程手术服务项目的价格受多种因素的影响,其中包括远程手术服务成本、财政补贴、供求关系、价格政策和费用支付方式的影响。在国家现行医药卫生体制改革背景下,远程手术服务价格的制定,应建立在以公益性为目标的基础上,以保护患者的合法权益为前提,兼顾医疗机构收益和医务人员劳动价值为标准,考虑不同地区经济水平和其他各影响因素。合理确定远程手术服务项目的价格,完善远程手术价格体系和政策理论指导,科学测算远程手术服务运行成本,制定远程手术服务参考价格,促进远程手术服务项目的健康持续发展。

五、远程手术的经济学评价

从资源的投入产出角度,开展远程手术的经济学分析,为远程手术项目的健康发展保驾护航。对远程手术的经济学分析,涉及国家、医院、患者三个层面,因此要从患者就医负担、医院成本收益、国家卫生资源配置等角度对远程手术的实施开展经济学评价。

（一）开展远程手术项目的经济学评价,可以预测直接和间接减轻当地患者的经济负担的情况

从现有的远程医疗服务经济分析的相关文献资料获知,我国目前开展的远程医疗服务对于降低患者就医负担发挥了积极作用。通过前面对远程手术的成本效益分析,可以预测远程手术项目的性质与一般的远程医疗服务类似,可为广大患者减少重复检查、无效治疗等支出,同时可以就近提供高水平的医疗服务,大幅度降低就诊的治疗成本和交通及食宿成本,减轻患者、家庭和社会的负担。

（二）开展远程手术项目的经济学评价,可以测算为基层医院带来的经济效益与社会效益的情况

基层医院多处于边远落后地区,各类资源配置薄弱,技术水平偏低,人员外出培训机会少,这也导致有条件的患者外出就诊,影响基层医院的整体运行效益。远程手术项目的开展将手术后的患者留在了当地,相关的检查、护理、病房使用等费用都给基层医院带来直接效益;远程手术项目开展可以为基层医院提供免费的技术培训,提升基层医院的技术水平,满足患者与基层医院的需求,有助于基层医院社会声誉的提升。

（三）开展远程手术项目的经济学评价，可以客观分析医院远程手术项目的实施价值

医院开展远程手术需要构建远程手术服务系统，前期需要大量成本的投入，如购买设备、人员配备等。我国目前的医疗服务定价是以公益性为前提的，价格制定仅仅是为了弥补标准成本支出。因此，医院在开展远程手术服务时，想要在较短时间内取得经济效益或弥补成本支出，难度是很大的。但是，医疗新技术或新项目的出现，不仅仅是以单纯的经济效益为目标的，而更加注重新技术或项目的远期综合效益，那么就需要对远程手术项目进行经济学评估，权衡远程手术项目近期或远期带来的各种效益，客观评价远程手术项目的实施价值。远程手术项目的开展主要涉及基层医院无法开展的技术以及患者必须要到外地才能解决的疾病，通过远程手术可以提高患者的治疗效果，减少病人外地就医的间接医疗费用。同时，医师通过远程手术系统，共享国内先进的医疗技术，提高了基层医院医师的专业能力，这对于区域医疗中心而言，会从长远角度为医院带来良好的品牌声誉和社会效益，在未来可以持久地增加医院的社会效益和经济效益。

（四）开展远程手术项目的经济学评价，可以为优化医疗资源配置、推进分级诊疗的开展提供决策

远程手术项目作为远程医疗服务的重要内容，同远程医疗服务一样，借助信息技术和硬件设施，从时间和空间上缓解和改善偏远基层群众看病的突出问题，在一定程度上改善基层群众就医环境差、基层医院诊疗水平低等问题。通过远程手术平台，可以将优势医疗资源服务基层群众，共享先进的外科手术技术，弥补基层医疗资源不足的缺陷。远程手术项目的发展，在推动5G+医疗服务发展的同时，借助远程医学网络体系，将先进的外科技术引入基层医院，在一定程度上缓解了基层地区群众"看专家难、看病贵"的问题，从而推动我国分级诊疗政策的落地实施。

（五）开展远程手术经济学评价，有助于制定远程手术行业标准，减少资源重复投入，提高资源的使用效率

随着我国5G系统的推广应用，远程手术项目也同时起步，目前尚未建立完善的行业标准化体系，不同地区、不同医院之间存在软硬件不同、网络接口标准不同等问题，使得硬件、软件及网络的兼容性较差，这就导致医院在开展远程手术时进行一些不必要的成本投入。所以加强对远程手术项目的经济学评价，协助制定远程手术的行业标准，对提高手术资源的利用效率，减少不必要的成本投

入意义重大。

在坚持公益性导向的条件下,由于远程手术服务的特殊性,服务收入与成本之间存在较大差距,需要政府和医院增加投入弥补差额,才能更好地促进医疗机构远程手术项目的实施。但长此以往,政府和医院的运行成本压力会持续增长,不利于远程手术服务的健康持续的发展。因此,政府、医院和社会必须探索保持远程手术持续运行的良好模式,走出一条适合我国国情的远程医疗道路。

(田立启　刘淑红)

第二节　远程手术绩效管理

绩效管理在医院管理中发挥导向与激励作用。建立科学的远程手术绩效管理方案对于提高远程手术资源使用效率和手术质量,推动远程手术的发展发挥着重要作用。远程手术绩效管理不同于一般属地手术,涉及到的因素较多,需要区域医疗中心、基层医院的密切配合,从投入产出的归属来看,基层医院占据主导层面,而区域医疗中心处于被动位置,因此在进行绩效管理时要充分考虑双方共同的需求与资源投入情况,将双方作为绩效管理共同主体,用契约来界定双方的绩效分配结构。

(一) 远程手术绩效管理的价值

1. 绩效管理有助于远程手术项目目标的实现　绩效目标是通过组织目标分解制定的,通过绩效管理改进工作,提升效率实现组织目标。远程手术项目可以看作一个统一的项目协作组织,因此,在开展绩效管理时首先要有明确的远程手术项目建设目标,依据此目标制定绩效目标,进而分解为各个联结岗位的目标,通过绩效管理过程来优化远程手术的资源配置、工作流程和效益分配,推动远程手术组织绩效的不断提升。

2. 绩效管理是满足远程手术团队员工工作需求,提升工作效率的有效方法　远程手术团队涉及众多岗位,不同岗位的员工需求分不同的层次,绩效管理的目的是对各类员工的工作进行评价与修正,进而通过绩效考核结果体现各类岗位员工的工作需求,同时为员工提供努力方向,如果绩效管理不到位,无法满足员工的工作需求,会导致员工失去努力方向,进而影响远程手术团队目标的实现;因此只有实施有效的绩效管理,才能最大限度地满足远程手术团队各岗位员工的不同层次需求,提高远程手术的工作效率,推动远程手术健康发展。

3. 绩效管理有助于解决远程手术开展过程中遇到的管理问题　在远程手术项目的实施过程中,会面临诸如政策调整、流程改进、技术创新等关键问题,只有这些问题得到有效解决,才能确保远程手术项目的持续发展,而问题的解决需要强有力的支撑,绩效管理则可以成为问题解决的关键支撑;同时在远程手术实施过程中,也可以通过绩效管理的计划、辅导、考核、反馈过程来发现潜在的问题并推进解决。

4. 将绩效考核与薪酬分配有效结合,才能最大程度地发挥绩效管理对远程手术团队的激励效果　绩效是管理激励的重要手段之一,要达到好的激励效果,需要的是团队需求和员工诉求的结合。远程手术项目的需求要与团队员工的利益诉求密切结合才能更好地发挥绩效的激励效果,绩效考核指标与过程要与组织的需求相一致,反映团队发展目标;同时,要求绩效结果的运用要与团队成员的利益诉求紧密相关。在远程手术实施过程中不仅要有技术创新的社会团队需求,还要与员工的物质需要紧密结合,也就是说要将绩效管理与薪酬分配有机衔接,才能真正发挥绩效管理激励作用。

(二) 远程手术绩效管理过程

1. 远程手术绩效计划　绩效计划源于医院战略和阶段工作目标,是考核期间内关于工作目标和标准的契约形式,作为绩效管理的一种有力工具,体现了上下级之间承诺的严肃性,是总体战略逐步实施和工作目标实现的保障。远程手术绩效计划的制定来源于对远程手术发展目标的分解,即为完成远程手术发展目标而逐层分解到协作医院、团队小组及各个岗位。通过对远程手术项目目标分解所得到的指标,是每个岗位、每个人最主要的且必须完成的工作。远程手术团队要根据行业政策、医院要求和患者需求,及时制定阶段发展目标,并将之科学分解到岗位,并培育良好的计划执行环境,为远程手术绩效计划的实施提供必要的准备。

2. 远程手术绩效辅导　绩效辅导贯穿着绩效管理的全过程,需要在绩效实施的过程中进行持续不断的沟通,为员工在实现绩效目标过程中提供支持和绩效实施方向纠正,是绩效管理中的关键环节。远程手术绩效管理过程要坚持绩效辅导与工作开展同步进行,由于远程手术涉及到区域医疗中心、基层医院、通讯保障等多方合作,这就对绩效辅导的要求更加严格。如果不能及时进行,不能准确的根据绩效情况辅导到手术团队的每一个人,成员就不会去承担完成绩效指标的责任,使整个手术团队为成员的绩效损失埋单,进而导致团队员工不关心绩效指标。最终是由整个手术团队统一承担绩效考核结果,这会导致成员责任感差、执行力低,工作积极性差,影响着整个团队绩效目标的实现。

3. 远程手术绩效考核　绩效考核与评价是绩效管理的核心环节,是对绩效计划执行过程、结果的综合考评,绩效考核与评价的客观性与公平性直接影响到绩效管理的有效性。远程手术项目的绩效考核要从资源投入、过程管理和结果评价三个维度进行。远程手术绩效考核指标的确定要依据远程手术开展的目的、价值以及开展过程中所带来的经济与社会效益情况来设计,应用平衡计分卡的方法设计远程手术的绩效考核指标,可以从经济效益(财务)、业务流程(工作状态)、患者服务(社会效益、满意度)和科教创新维度来评价,那么根据远程手术项目的特点,可以将指标的构成分布如下:

(1) 经济效益:业务收入、业务支出、财政补助、科教收入、医保收支结余情况。

(2) 业务流程:手术量、以资源为基础的相对价值比率(Resource-based relative value scale,RBRVS)权重(手术难度、手术风险)、四级手术占比、微创手术占比、低风险组死亡率、设备使用率。

(3) 患者服务:患者满意度、协作团队满意度、政府满意度、应急或特殊事件次数。

(4) 科教创新:科研立项、获奖、论文,参加培训人次。

对远程手术项目进行绩效管理是遵循市场经济发展规律的必然结果,在保障公益性、满足社会效益的基础上,通过对远程手术项目的运行情况进行全方位考核与评价,有助于明确下一步发展策略,进而实现更高的经济和社会效益。

4. 远程手术绩效考核结果的反馈与应用　绩效反馈,就是将绩效考核与评价的结果反馈给被评估对象,并对被评估对象的行为产生影响。绩效反馈是绩效考核与评估工作的最后一环,也是关键的一环,能否达到绩效考核与评价的预期目的,取决于绩效反馈的实施。建立科学有效的远程手术绩效考核结果反馈系统,选择合适的绩效反馈方法,不断优化绩效反馈的内容与时效,才能持续提高绩效反馈的效果。远程手术绩效考核结果可以应用到团队的各个方面,如衡量员工优缺点、增进领导者与员工的沟通、作为薪资或绩效奖金调整的依据、作为发掘教育培训需求和人才培育的依据等,但最重要的是通过绩效考核来改进远程手术团队的整体业绩。

(三) 远程手术的绩效分配方案

医院开展绩效管理的目的是提升个人、团队与组织绩效,外科科室的主要绩效表现就是手术的数量、难度、创新性，因此对于手术绩效的考核与评价就体现了外科团队的真正价值。手术绩效问题是亟待解决的、制约医院发展的瓶颈问题。因此，探索建立科学的手术绩效分配机制，提高手术质量及医护人员的积极性，是医院管理者不可回避的、应当深入思考和积极实践的重要问题。

绩效管理是以资源的投入产出为基础而开展的，其基本的体现就是工作本身的经济价值。而远程手术项目的开展具有其特殊性，一是远程手术因 5G 技术而蓬勃发展，目前尚未建立统一的行业标准；二是远程手术作为医疗服务项目，必须以公益性为前提，这一点较普通的医疗项目更加突出；三是远程手术不再限于医患双方，而受区域医疗中心、基层医院、政府、患者的多方影响；四是远程手术的开展尚面临着政策的不稳定性（尚无服务收费相关政策）。综上，建立远程手术绩效分配方案尚缺乏政策基础，但可以参考现行的手术绩效方案，制定一套符合远程手术特点的绩效分配方案，为今后条件成熟后，建立更加科学完备的远程手术绩效方案提供参考。

1. 以契约形式明确区域医疗中心与基层医院的绩效分配比例　远程手术是由区域医疗中心团队和基层医院团队共同完成的，两方紧密联系。对于远程手术资源的投入和收益也各不相同，但在经济方面的收益主要来源于政府补助及患者住院支出。为保证双方的利益，需要起订协议来明确规定权益的分配，本书结合实际提出如下建议：

（1）总体的绩效分配原则首先要在收入弥补成本支出的条件下才能进行，在测算双方医院的成本支出的比例后根据收入情况确定。

（2）根据业务收入的属性与参与者的贡献程度来确定绩效收入分配的来源与比例。

（3）手术绩效分配核定

1）手术收入主要归于区域医疗中心，可以按照基层医院的医师实际参与程度进行分配，可以参考 0.8∶0.2 的比例；

2）病房的护理、床位等收入分配可以按照基层医院 0.8 和区域医疗中心 0.2 的比例，主要体现术后的医师、护理查房指导费用；

3）术前术后的检查检验收入分配一般应按照区域医疗中心 0.3、基层医院 0.7 的比例，手术绩效主要体现术前诊断和手术方案制定的费用；

4）政府的财政补助可以根据政府要求进行分配或按照协议执行。

区域医疗中心团队和基层医院的分配协议在约定期限终结后，可根据政策及实际变化情况重新修订。

2. 远程手术绩效分配方案设计要求   远程手术绩效分配方案要纳入医院统一的绩效体系中,可以根据远程手术项目的特点与要求进行调整,在体现技术和劳务价值回报的同时,要具备良好的激励作用,建立既体现效率,又兼顾公平的远程手术绩效分配机制。

(1) 要建立多维的远程手术绩效评价体系:远程手术绩效评价应当建立在推行手术标准化管理的基础上,客观统筹手术风险、劳动强度、技术含量等因素,对每一位团队成员的工作绩效进行动态的综合评价。按照手术级别确定手术难度系数。加大手术时长和手术频次(医师个人该月手术台次/团队该月总手术台次)的绩效权重,激发医护人员的工作积极性。

(2) 要建立团队内部科学的绩效管理机制:远程手术团队负责人要坚持公平、公开、公正的原则,将团队内每个个体的贡献与所得薪酬挂钩,提高绩效分配的透明度,变人治管理为制度管理,加大对绩效分配的监管力度。

(3) 坚持将绩效考核同薪酬分配相结合:按照按劳分配、多劳多得的原则,对手术绩效进行分档,分配时优先向手术难度大、手术时间多、手术频次高的医师倾斜。将手术主刀者与助手的分配比例拉开档次。将手术者个人对工作目标的贡献与个人薪酬的实现有效衔接,提高个人的工作积极性。

远程绩效管理的特殊性要求我们在绩效考核与分配时,应当更多地引入公益性、技术创新、人才发展等无形的评价指标。通过合理的绩效考核与薪酬分配,使团队成员对工作进行客观、全面的评价,认识到自身的价值,进而提升工作质量和效率,实现自我价值的回归。

3. 明确远程手术的绩效考核与激励范围   根据医院对远程手术的发展方向和要求,确定远程手术项目绩效的考核范围。绩效考核并不是对手术的所有工作都进行考核与奖励,而是有选择的、对符合特定标准的关键项目进行考核与激励。将医院的战略定位与对远程手术的类型、难度一致起来,在明确手术激励范围后,根据医院对远程手术项目的定位与激励方向,确定远程手术绩效项目范围。

4. 开展手术收费项目的标准化评价   远程手术绩效管理,需要对医师的每项手术操作准确量化,且量化结果相对科学、客观、公平,这是手术绩效考核与分配的基本依据。可以选择采用疾病诊断相关分组(diagnosis related groups, DRG)或 RBRVS 的方法进行测算,二者都能体现手术项目的技术和劳务价值,较单纯按手术例数或按手术费用进行手术项目评价更具优势。依据手术 DRG 或 RBRVS 点值进行远程手术绩效的核算与分配,可以适当考虑远程手术机器人系统在手术开展中的影响,这种核算方法清晰,结果明确,绩效测算水平能清晰真实地反映手术的水平与价值,同时可以有效契合当前国家医改政策要求的"绩效核算与分配应与服务质量与数量挂钩,体现技术与劳务价值,实现优劳优酬"的发展改革目标。手术开展初期,在未纳入医保或地区 DRG 支付前,手术 DRG 或 RBRVS 值可以参考医院同类手术情况。点值的确定是手术绩效开展的基础性工作,为以后不同专业、不同科室之间的绩效评价确定了客观的评价尺度,手术医师相对容易接受,同时可根据医院实际情况进行调整,使之更加符合远程手术项目的开展情况。

5. **远程手术绩效的核算办法**　按照当前多数医院手术绩效的核算方法,建议对远程手术也执行超额累进制核算。绩效核算的目标和激励方向决定手术绩效的核算方法。在保证医疗质量和安全的前提下,通过专项管理办法增加手术数量,提高手术难度,同时兼顾专业和学科建设平衡发展是手术专项绩效的目标和方向。采用超额累进制的核算办法,对远程手术团队的手术绩点采取阶梯递进式核算。根据远程手术的手术量、床位数、医师数、资产占用、设备使用等情况,测定基础手术绩点作为考核基数,低于该基数的部分执行原标准或递减标准,对于超过考核基数的部分,按照层级进行分段式核算,累进激励。

6. **周末或及节假日手术的绩效管理**　手术专项绩效管理不可避免地会涉及到周末与节假日手术绩效如何体现的问题,远程手术也是如此,可能大部分的远程手术是在工作日之外来开展的(当然,如果医院专门成立远程手术科室后就会和常规手术一样管理)。周末或节假日手术的激励原则是适当激励,应略高于工作日手术,要体现节假日的加班因素,但不可过度激励,否则会导致科室刻意将正常开展的手术挪移到非工作日进行,赚取非工作日奖励,进而造成手术室资源不合理使用。

周末和节假日手术的核算条件:第一,先完成正常工作日手术指标,超出之后在周末或节假日开展的手术才能予以奖励;第二,周末和节假日手术奖励不宜过高,一般按照工作日和节假日比例为 $1:1.3\sim1.5$ 的比例进行较为适宜。

7. **远程手术绩效的二次分配**　远程手术专项绩效要根据医院公布的二次分配指导意见出台团队内部二次分配方案,鼓励团队按照个人综合考核情况适当拉开差距,原则上可以参考骨干层、中间层、基础层的分配比例为 $1:0.6:0.3$。

手术专项绩效的核算过程中要体现各岗位的工作特点,充分考虑不同岗位的角色、贡献度、风险,应遵循"按工作量取酬,按岗位取酬,按服务质量取酬"的分配机制,向主要贡献者倾斜,同时要兼顾公平。

远程手术项目的发展受国家政策、技术创新、设备配备、医院协作、远程网络技术等多方面的制约,而其绩效管理又与这些条件密切相关。因此,远程手术的绩效管理也只能针对当前情况进行框架、方法和内容的界定,具体的核算还要根据远程手术项目相关影响条件的改变而进行动态调整,使之能够适应远程手术的发展要求,这样才能有效发挥绩效管理的导向与激励作用,推动远程手术项目的健康发展,为国家医疗卫生事业的改革与发展作出应有的贡献。

（李江峰）

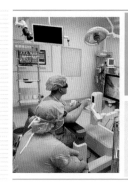

第十二章

远程手术未来发展方向展望

　　远程手术指外科医师利用先进的通信信息技术远程实时操控手术机器人对处于远端的患者进行手术治疗。传统的外科手术需要术者与患者处于同一空间,这束缚了优质医疗资源的共享,远程手术可打破这一束缚。通过利用先进的通信信息技术,借助音频、视频、图像等装备,以操控手术机器人为远距离患者施行手术治疗,这可实现优质医疗资源共享,为医疗资源匮乏地区提供优质的医疗服务,同时也丰富和完善了远程医疗体系。远程手术系统由一个或多个由外科医师控制的机械手臂和一个位于远程区域的主控制器组成,该控制器可通过通信系统传输所有信息,通常将外科医师所在的位置称为医师端,远程患者所在的位置称为患者端。

　　真正意义上的第一例远程手术开展于 2001 年 9 月 7 日,由 Marescaux 教授等人通过 Zeus 机器人系统完成了从美国纽约到法国斯特拉斯堡的机器人微创远程胆囊切除术,术后病人未发生任何并发症,标志着外科手术发展进入了一个新阶段。然而,由于通信技术和高昂花费的限制,远程手术并没有得到快速发展。近年来,随着我国科技创新能力特别是第五代移动通信技术(简称 5G)的发展,我国的远程手术得到了快速发展,从首次的脑外科异地手术、远程骨科手术操作、首次海上远程手术、到利用 4G 网络完成的远程无线动物实验、通过 5G 网络实施的远程手术动物实验、世界首例 5G 远程帕金森"脑起搏器"植入手术、全球首例多点协同 5G 远程动物胃肠和肝切除手术及 5G 超远程机器人辅助腹腔镜动物手术,这些成果表明我国的远程手术已取得了巨大的突破,但同时也面临着一些问题与挑战。

第一节　远程手术面临的问题与挑战

远程手术目前尚处于探索阶段,尤其是大规模、长距离的远程手术尚未有成型的体系,因为远程手术的发展存在重重阻隔,面临诸多的问题和挑战,也正因如此,构建成熟的远程手术体系将会有更深远的意义。

一、远程手术面临的问题

(一) 全球网络发展不均衡问题

远程手术的发展不仅能解决当前我国的医疗资源分布不均衡问题,同时也能为世界上欠发达国家提供我国优质的医疗资源,具有重大的意义。然而,我国各地区及世界各地网络发展的不均衡问题会严重制约远程手术的发展。因此为了使远程手术能成为世界上任何地区任何人的可行选择,需要在全球建立一个良好的全球网络,用来支持远程手术的进行。

(二) 网络安全问题

在远程手术过程中,处于医师端的外科医师需要发送操控指令控制位于患者端的手术机械臂进行安全的手术操作,同时还需要不断地确认患者端反馈的信息并不断地调整自身的操作以确保手术安全进行,因此远程手术需要安全的高实时性的双向传输机制。虽然 5G 网络技术的发展可满足远程手术的网络需求,但仍存在针对远程操作手术机器人的网络攻击,如在 2015 年 Bonaci 等在实验室中运用 Raven 机器人进行了远程手术网络攻击的简单模拟测试,确定了一系列可能的网络安全威胁及其影响,这表明了远程手术机器人计算机系统可能被网络攻击者直接接管,而变成一种潜在的有害的武器。因此在进行远程手术时需要考虑网络安全问题,制定全面安全的网络监控及保护系统用于确保网络安全。

(三) 医疗法律及医疗标准问题

远程手术的模式界定了术者和患者之间不能像传统手术一样进行面对面的交流,导致了患者和术者之间缺乏互动,这可能会导致患者对医疗过程产生一定程度的怀疑,造成医患矛盾的加剧。此外,医疗法律在不同的国家及地区也不相同,因此在施行远程手术时可能需要克服相应的伦理问题或不同国家及地区法律上的限制。同时,任何的外科手术都需要相应的医疗标准来界定手术是否成功,到目前为止,尚没有相关的远程手术医疗标准。因此需要不同的国家及地区政府,在充分考虑本地区医疗实情的基础上,相互合作制定统一的关于远程手术的医疗法律标准,也需要各大医疗中心对远程手术进行积极探索,共同制定远程手术医疗相关标准,为远程手术的顺利实施提供可靠的支持。

(四) 医疗设备采购问题

远程手术要求医师端和患者端都需要有相应的设备设施,这包括手术机器人、通信计算机、现场视频音频监控等设备,其中位于患者端的手术机器人价格昂贵,目前我国只有达芬奇手术机器人获批上市,价格昂贵,并不是所有的医疗机构都能装配手术机器人。此外不同的国家之间科技发展水平和贫富差异较大,这会导致欠发达、医疗条件差的国家因缺乏设备而无法开展远程手术。因此需要解决不同国家及不同地区远程手术相关设备的采购问题。

二、远程手术面临的挑战

(一) 5G 技术尚未成熟及网络延迟

5G 技术的高速度、泛在网、低功耗、低时延及万物互联的特点,满足了远程手术对网络传输实时性、高效性及稳定性的要求,为推广远程手术带来了更大的契机,但目前 5G 技术的发展并未成熟,在覆盖、功耗、成本三大方面存在问题,即 5G 基站覆盖范围远小于 4G 基站、整体能耗大、单个基站建设价格高,这会导致 5G 基站的大规模建设需要高额的成本,不利于 5G 的发展与普及,同时也会为远程手术的推广带来挑战。

远程手术要求位于异地的外科医师通过计算机操作系统借助网络传输远程操控手术机器人对患者进行手术,同时位于医师端的外科医师需要根据患者端反馈的实时视频图像和机械臂的力反馈,及时调整自己的手部动作从而保证远程手术的安全进行,因此远程手术有低时延的网络要求。目前对远程手术的探索表明,医师端和患者端的信号传输时延低于 200ms,位于医师端的外科医师才能够安全进行手术,避免因图像和操作不同步导致手术意外的发生。因此,未来的远程手术需面对的一个重大挑战就是网络延迟问题,虽然我国 5G 通信技术的快速发展可为远程手术提供高速率、多连接、大宽带及低时延的网络环境,能使其平均时延小于 150ms,满足了远程手术对实时性、高效性及稳定性的需求,但目前 5G 网络并没有被普及且技术尚未成熟,仍需要对远程手术网络传输进行不断地探索与研究以满足不断发展的远程手术的需求。

(二) 机器人力反馈技术

远程手术的顺利实施需要机器人系统拥有精确的运动控制系统和系统力反

馈技术。当外科医师在远程操控手术机器人实施远程手术时,手术机器人系统可将外科医师在控制台上的运动精确地转换为机械臂的相应运动,这使得机械臂能够模仿外科医师在控制中心的自然手部运动,此外通过机械臂的反馈信息,外科医师可随时调整自己的手部操作,从而能精确地完成手术。但是机械臂的力反馈并不能像传统手术中外科医师自身的力反馈那样精确,可能会造成相关的手术误差,因此需要开发更为先进的触觉反馈技术及触觉机器人并同时利用人工智能技术可进一步改善机器人手臂的力反馈技术,提高远程手术的精确度。

(三) 医患双方的接受度

虽然远程手术正逐步进入大众视野,但目前我国的远程手术尚处于临床试验阶段,并未被广泛推广与认可,相当多的患者和基层医院的医师对远程手术持有怀疑态度,一个主要的原因是远程手术缺乏术者与患者之间的直接沟通,缺乏术者对患者的体格检查和评估。此外如果术中发生紧急情况术者不能对其进行及时处理,这可能会导致患者对远程手术的效果及安全产生怀疑,进而限制了远程手术的发展。因此,医患双方对远程手术的接受度将会是未来远程手术广泛推广所要面对的一个挑战,这需要经历更多的时间普及远程手术,获得更多的循证医学证据,从而逐步地被医患双方所共同接受和认可。

(四) 医保政策

实施远程手术时医师端和患者端位于不同的医疗机构,不同的医疗机构之间医疗费用的分配及患者手术的计费可能存在差异。此外,除了要支付医疗费用外,还存在需要为远程通信技术提供费用,但相关的医保政策与远程手术编码并没有被制定,而这些因素严重制约着远程手术的推广。因此在未来的发展过程中需要依据各地实际情况制定相关的医保政策和远程手术编码,同时将远程手术费用纳入各地医保,此外还应该积极探索远程手术商业保险的纳入标准,为未来远程手术的顺利开展奠定政策基础。

(牛海涛)

第二节   远程手术未来发展方向

远程手术机器人系统用于手术机器人的远程控制,是手术机器人的延伸,具有庞大的发展潜力,既能克服高原、海岛、深海、医疗欠发达地区等特殊地域的限制，又能满足特殊情境（战时、自然灾害等）下的治疗需要。远程手术机器人的开发和应用已经成为世界范围内的一个新趋势，它有助于解决特殊地域、特殊情境下的远程医疗问题，未来具备巨大的发展前景。

一、医疗资源匮乏区域的应用

我国地域广阔，人口众多，不同地区的医疗水平存在着较大差异，远程手术作为远程医疗的重要组成部分，可有效改善医疗资源的偏态分布、统筹医疗资源，节省不必要的费用，提高病人的救治率和医疗资源利用率。理论上，远程手术极大缩小了医师与患者的距离限制，使大城市的医师能够很方便地为医疗条件较差的偏远地区患者提供手术治疗。

另外，对于地广人稀的一些欧洲国家或医疗水平落后的非洲国家而言，远程手术的发展将成为新的里程碑，采用这一系列巨大的改进措施有可能创造新的就业机会，可以缓解①缺乏合格的医疗人员；②缺乏医疗设备；③缺乏医疗消耗品；④缺乏研究机会；⑤缺乏就业机会；⑥医师移民等问题。2019 年 3 月 16 日，中国人民解放军总医院完成了世界首例 5G 远程人体手术，位于三亚的解放军总医院海南医院的远程操控专家成功对北京一名患者进行远程帕金森"脑起搏器"植入手术，手术跨越 3 000km，开启了 5G 远程手术的新篇章。以上案例证明了远程手术对于平衡医疗资源的可行性和有效性，且已经取得了一定的成果，未来有望使远程手术更加普及。

二、特殊环境领域下的应用

首先是军事医疗方面，2009 年，美军基于达芬奇系统开发了一套应对战时环境的完整手术机器人系统，包括手术机器人系统、管理与显示系统、控制与监督系统、监控系统、器械护士机器人系统、设备更换系统、设备输送系统及药品供应系统，实现无人处理模式。虽然该系统未进入临床，但该系统的研究表明，远程医疗将以无人模式进入完全远程手术的时代。

另外，在射线、地震灾害、封闭后的矿井、战场等危险手术环境中，通过机器人的协助，医师不需要到现场便能对患者进行诊断，保护了医师，避免发生不必要的伤害。一项在尸体上进行的 5G 远程经口激光显微手术为 15 公里外的成人尸体的声带进行了复杂的经口激光显微手术，结果表明，5G 具有超高的带宽、超低的延迟和极高的可靠性。鉴于系统两端均接入无线网络，本实验也证明了在没有固定电信网络的偏远地点,如灾区、战区,进行远程手术的可行性。

三、带动其他领域技术的发展

(一) 实现多学科远程手术,带动其他临床学科的发展

面对复杂的病例需要多学科手术解决疾病的问题,远程手术也可实现多个控制系统治疗同一患者,联合多学科手术用相同的手术操作孔解决邻近脏器的手术问题,或者联合不同医院手术医师实施远程手术。该远程手术系统的构建目前已经具备所有硬件条件,由于目前远程手术尚处于起步阶段,对多医院主操控端联合手术的需求和认知不足,目前没有实施案例报道,但该方案切实可行,可在有需之时治疗复杂疾病。另外,远程手术发展同时可带动其他远程医疗学科的发展,如远程手术后的远程护理、远程康复等学科协同发展。

(二) 带动影像学领域的具象发展

远程手术中数据转换离不开影像学领域的远程临场感系统,远程临场感系统可以将有关手术视野和手术环境的信息以图像-音频的方式呈现给操作者,从而产生临场感。典型的机器人远程临场系统包括光源、数字图像、音频采集和处理系统、智能决策和控制执行系统。远程临场感系统已经从最初简单的图像-音频采集和处理系统发展成为一套融合了外科视野、手术环境和其他图像的图像-音频信息的综合系统,并具有一定的学习和适应能力;现在的发展方向是将术中图像与患者特定的 3D 模型结合,并与虚拟/增强现实成像相结合。Klapan 提出了三维解剖成像技术在鼻、鼻窦远程手术中的应用。Kim 介绍了远程机器人手术与 3D 成像的手术室。未来,更多的高速图像处理芯片可能用于具有人工智能和学习能力的远程手术机器人系统。而当前远程呈现系统最大的挑战是如何在满足实时医学图像和视频质量要求的同时,避免占用过多的可用带宽而影响远程操作过程的最优平衡。

(三) 航海航空和空间站方面的应用

深海和高空中医疗资源有限,如遇突发手术急救,常规医疗资源可能无法及时有效地解决问题;另外,航空航天环境不稳定,随时可能发生动荡,不适合医务人员进行手术操作,但远程机器人则不同,只要医师在安全稳定的环境中进行操作,将机器人和患者固定到位,在紧急情况下可以克服一定程度的环境波动,持续进行手术操作。远程手术的概念在空间任务中是实用的和至关重要的,在太

空中的宇航员可以由在地球上的熟练外科医师紧急进行手术。1967年，苏联宇航员首次进行了失重手术实验。后来美国宇航局在2007年9月首次尝试远程操作缝合，结果与线下操作效果没有差异。在空间站特殊环境下，远程机器人手术的优势不仅在于为外科医师提供远程呈现功能，还在于在失重状态下可以进行微创手术。但是，远距离空间操作很大程度上受到信号延迟的限制，例如地球和国际空间站之间的50~100ms往返延迟，包括多卫星跳跃（每跳10ms）等。在失重状态下进行太空手术，给地面外科医师提供准确、同步的视觉和触觉反馈仍有一定的难度，但我们相信随着卫星和通讯技术的发展，这些问题可得以解决。

（四）远程技术教育指导

一般而言，学习一种新的腹腔镜手术技术极具挑战性，它依赖于当地手术指导医师的知识、技能水平和交流指导的能力。远程医疗有助于消除距离障碍，并为农村社区提供医疗专业知识。由于外科医师相对短缺，需要探索新的外科教育方式，外科远程指导可能是一种提高和改进外科教育的解决方案。虽然远程机器人手术指导可能不会取代本地手术导师，但有研究证明它是一个有价值的远程指导微创手术的工具。远程外科导师可以协助本地外科医师尝试进行高难度手术，并处理突发情况。澳大利亚、美国（阿拉斯加）、加拿大和挪威等人口稀疏的发达国家是远程遥控和远程辅导技术研究的理想选择。远程手术可以发挥远程教育功能，提高初级外科医师的专业水平；这可以彻底改变外科教育，创建一个可互动、可扩展和可访问的教育体系，并能得到来自世界各地专家的支持和指导。

四、突发公共卫生事件下的安全医疗

近年来，全球突发公共卫生事件频发不断。其中，在2019年末新型冠状病毒肺炎大流行背景下，远程手术凸显了其优势，它可以确保被感染者与医师之间的安全距离，从而有助于保障医护人员的健康。COVID-19给国际外科领域带来了独特的挑战，虽然手术干预只适用于病情非常严重的患者，但对COVID-19阳性患者进行手术会增加手术团队的感染风险。在突发公共卫生事件发生时，应用个人防护装备（PPE）可以减少传播风险，但这种装备可能很快就会短缺。远程手术有助于减少手术过程中医务人员的数量，从而降低疾病传播的风险和防护装备不必要的消耗。目前已有文献报道一名59岁男性新型冠状病毒肺炎患者成功接受了局麻下机器人手术,虽然未涉及远程手术,但证实了机器人手术在疫情环境下的有效性和安全性。

COVID-19 大流行为医疗机构提供了一个机会,使其能够发挥远程医疗在临床任务中的关键作用。未来十年,随着 5G 数据传输技术的进步和远程外科技术的成熟,与健康相关联的设备和智能手机应用可能会大量涌现。为了增加患者获得医疗保健和专业外科诊疗的机会,外科医师将需要使用数据驱动的指导方针,将远程医疗技术更广泛地应用到常规临床实践中。

五、展望

未来远程手术的发展方向除了发展领域拓宽之外,机器人本身的发展将会使外科医师能够以坐姿或站立等符合人体工程学的舒适姿势进行手术,并且向更小体积、更加灵活便携的方向发展,从而更好地服务患者。

(牛远杰)

参 考 文 献

[1] MOHAN A,WARA U U,ARSHAD SHAIKH M T,et al. Telesurgery and Robotics:An Improved and Efficient Era. Cureus,2021,13(3):e14124.

[2] MARESCAUX J,LEROY J,RUBINO F,et al. Transcontinental robot-assisted remote telesurgery:feasibility and potential applications. Annals of surgery,2002,235(4):487-492.

[3] 李爱民,李进华,李建民,等. 国产机器人妙手 S 系统远程手术实验研究. 腹部外科,2016,029(006):473-477.

[4] 刘荣,赵国栋,孙玉宁,等. 5G 远程机器人手术动物实验研究. 中华腔镜外科杂志(电子版),2019,12(01):51-54.

[5] ZHENG J,WANG Y,ZHANG J,et al. 5G ultra-remote robot-assisted laparoscopic surgery in China. Surgical endoscopy,2020,34(11):5172-5180.

[6] CHOI PJ,OSKOUIAN RJ,TUBBS RS. Telesurgery:Past,Present,and Future. Cureus. 2018,31;10(5):e2716.

[7] JIN MX,KIM SY,MILLER LJ,et al. Telemedicine:Current Impact on the Future[J]. Cureus,2020,12(8):e9891.

[8] XIA S B,LU Q S. Development status of telesurgery robotic system[J]. Chinese Journal of Traumatology,2021.

[9] KRIEGLSTEIN J,CALDWELL D G,TRIMARCHI M,et al. 5G Robotic Telesurgery:Remote

Transoral Laser Microsurgeries on a Cadaver[J]. IEEE Transactions on Medical Robotics and Bionics,2020,2(4):511-518.

[10] CONTRERAS C M,METZGER G A,BEANE J D,et al. Telemedicine:Patient-Provider Clinical Engagement During the COVID-19 Pandemic and Beyond[J]. Journal of Gastrointestinal Surgery,2020,24(20):1692-1697.

12